from Beginner
to Master

就业上岗从入门到精通系列

轻松上岗 新手入门 ·······❖ 快速成长 技能精通

金牌月嫂

从入门到精通

费秋萍　主编

U0244132

化学工业出版社

· 北 京 ·

《金牌月嫂从入门到精通》

从事月嫂工作的人要学什么呢？作为新手，必须要学：

● 从事月嫂工作的基础知识；

● 月嫂工作的业务流程及各个环节的操作步骤、技巧、方法。

首先，要学习完成某项工作所应具备的知识，也就是应知应会的内容。

其次，要切实地学习、掌握各项业务开展的步骤与方法。

最后，当然就是要了解成为熟手，精通各项工作的细节事项、技巧。

《金牌月嫂从入门到精通》就是为欲从事月嫂工作的人员学习的一本好书，本书的内容包括：胜任本职工作、月嫂护理必知必会、产妇产褥期常见疾病护理、产妇生活护理、产妇的恢复护理、新生儿喂养、新生儿生活照料、新生儿专业护理、新生儿常见疾病护理、新生儿的保健以及智力开发。

《金牌月嫂从入门到精通》的最大特点是不仅为月嫂提供工作指引，更提供实操的工作开展的步骤、方法、细节、技巧，相信新从业的月嫂阅后也有助于快速地进入工作状态、快速地成为金牌月嫂，能更好地服务雇主！

图书在版编目（CIP）数据

金牌月嫂从入门到精通/费秋萍主编．—北京：化学工业出版社，2015.5（2024.8重印）

（就业上岗从入门到精通系列）

ISBN 978-7-122-23255-7

Ⅰ. ①金… Ⅱ. ①费… Ⅲ. ①产褥期-妇幼保健-基本知识②新生儿-妇幼保健-基本知识 Ⅳ. ①R714.6②R174

中国版本图书馆CIP数据核字（2015）第043935号

责任编辑：陈 蕾 刘 丹　　　　　　装帧设计：史利平
责任校对：王素芹

出版发行：化学工业出版社（北京市东城区青年湖南街13号　邮政编码100011）
印　　装：北京建宏印刷有限公司
710mm×1000mm　1/16　印张12¾　字数236千字　2024年8月北京第1版第12次印刷

购书咨询：010-64518888　　　　　　　售后服务：010-64518899
网　　址：http://www.cip.com.cn
凡购买本书，如有缺损质量问题，本社销售中心负责调换。

定　　价：35.00元

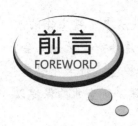

常言道，"入门容易做好难"。不论做什么，从事什么工作，贵在坚持，持续学习，没有最好，只有更好。这样才有前途，才能实现自己的理想。

对于新手而言，要真正把工作开展起来却不是那么容易。因为书本上的东西有时候在实际工作中根本就用不上！所以，许多新人就茫然起来。其实，这个时候，要更加注重学习！

任何一项工作，并不是人一去做就会，而是有一个过程，一个由不会到会、由会到精通的过程。在这一过程中，必须不断地学习。可以说，学习是职场中人一个永恒的话题，特别是你进入了一家新公司，或者你换了新的岗位，从事一项新的工作，一切都是新的，你在学校里面学的知识，或者是以前的一些经验和技能也许在这个公司不适应，也许一切都要从头再来，所以学习更加必要，而且往往是要从零开始学。作为职场中人，要时刻保持高昂的学习激情，不断地补充知识，提高技能，以适应公司发展，争取获得更多更好的发展机会，为机遇做好准备。

那么学什么呢？作为某一项工作的新手，必须要学：

● 从事该项工作的基础知识；

● 该项工作的业务流程及各个环节的操作步骤、技巧、方法。

首先，要学习完成某项工作所应具备的知识，也就是应知应会的内容。

其次，要切实地学习、掌握各项业务开展的步骤与方法。

最后，当然就是要了解成为熟手，精通各项工作的细节事项、技巧。

"就业上岗从入门到精通系列"丛书就是为新手提供一

个绝佳的学习途径。《金牌月嫂从入门到精通》就是为欲从事月嫂工作的人员学习的一本好书，本书的内容包括：胜任本职工作、月嫂护理必知必会、产妇产褥期常见疾病护理、产妇生活护理、产妇的恢复护理、新生儿喂养、新生儿生活照料、新生儿专业护理、新生儿常见疾病护理、新生儿的保健以及智力开发。

本书的最大特点是不仅为月嫂提供工作指引，更提供实操的工作开展的步骤、方法、细节、技巧，相信新从业的月嫂阅后能借此快速地进入工作状态、快速地成为金牌月嫂，能更好地服务雇主！

本书由费秋萍主编，在编写整理过程中，获得了许多朋友的帮助和支持，其中参与编写和提供资料的有李建军、李雷、孙勇兴、杨冬琼、杨雯、冯飞、陈素娥、匡粉前、刘军、刘婷、刘海江、刘雪花、唐琼、唐晓航、邹凤、陈丽、吴日荣、吴丽芳、周波、周亮、高锟、李汉东、李春兰、柳景章、王峰、王红、王春华、王高翔、赵建学，最后全书由匡仲潇统稿、审核完成。在此，编者对他们所付出的努力和工作一并表示感谢。同时本书还吸收了国内外有关专家、学者的最新研究成果，在此对他们一并表示感谢。

由于编者水平有限，书中难免出现疏漏，敬请读者批评指正。

编　者

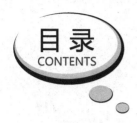

目录 CONTENTS

第一章　胜任本职工作

第二章　月嫂护理必知必会

第三章　产妇产褥期常见疾病护理

第四章　产妇生活护理

第五章　产妇的恢复护理

第六章　新生儿喂养

第❼章　新生儿生活照料

第八章　新生儿专业护理

第三节　新生儿其他一些专业护理　/134
一、新生儿脐带护理　/134
二、新生儿指甲护理　/136
三、新生儿的抱法　/137
四、为新生儿测量体温　/138
五、为新生儿测量体重和身高　/139
六、为新生儿拍嗝　/140
七、新生儿溢奶的护理　/141
八、新生儿啼哭护理　/141
九、新生儿囟门的护理　/142
十、新生儿乳痂的护理　/143
十一、新生儿湿疹的护理　/144
十二、新生儿的喂药护理　/145
月嫂日记　/146

第九章　新生儿常见疾病护理

第一节　新生儿疾病概述　/149
一、新生儿疾病常见症状　/149
二、怎样判断新生儿生病了　/152
月嫂日记　/152
第二节　新生儿常见疾病护理　/153
一、新生儿“红臀”的护理　/153
二、新生儿黄疸的护理　/153
相关知识16：认识病理性黄疸　/154
三、新生儿脐疝的预防与护理　/156

第十章　新生儿的保健以及智力开发

第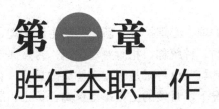章
胜任本职工作

 学习目标

1. 了解月嫂的工作内容、级别。
2. 了解月嫂的基本素质与技能要求。
3. 掌握月嫂的职业守则。
4. 掌握月嫂工作的相关法律知识。

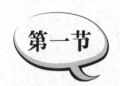

第一节 满足任职要求

大众的生活质量提高了，当然要求也会相应的提高，而且现在年轻的产妇已经不能接受传统的、守旧的老一辈人的经验，而是寻求更专业化、职业化的家政服务工作者，所以母婴护理员（即月嫂）这个职业应运而生。

一、月嫂的概念

月嫂是指从事产妇生理护理、心理护理、新生儿的生活护理、早期智力开发等相关工作的家政服务人员的一种统称。相对普通保姆，月嫂属于专业化家政服务人员。她们肩负一个新生命与一位母亲是否安全健康的重任，有的还要料理一个家庭的生活起居。通常情况下，月嫂的工作是集保姆、护士、厨师、保育员的工作性质于一身。

国家职业标准中，对于月嫂是怎样解释的呢？

经培训鉴定取得国家职业资格证书，从事产褥期母婴护理的人员，简称产褥期母婴护理员（月嫂）。

二、月嫂的级别

月嫂是褥期母婴护理员的俗称，其工作内容相比较而言是较为单一但较为繁杂的，且要求从业者责任心极强；按照服务技能的高低，月嫂通常被分为初、中、高三级，如表1-1所示。

表1-1　月嫂的级别

序号	级　别	具体说明
1	初级月嫂	初级月嫂是指定位于初级的服务人员的工作内容主要是进行母婴的生活护理。主要具备以下技能。 （1）指导哺乳、喂养（母乳、人工、混合） （2）洗澡、穿衣、换洗尿布 （3）新生儿衣物、奶具、用具的清洗及消毒 （4）在发现新生儿异常情况时及时报告，能处理轻微外伤和烫伤
2	中级月嫂	中级月嫂是指定位中级（专业级）的人员主要具备以下技能。 （1）新生儿抚触、脐带护理、测量体温、体重、观察大小便、口腔、黄疸、脐部的护理 （2）臀红、尿布疹、发热、腹泻、便秘、啼哭等疾病的观察及护理。 （3）安排新生儿的日常生活，培养新生儿的卫生与睡眠习惯

序号	级　别	具体说明
3	高级月嫂	高级月嫂是指定位高级的服务人员，除了具备初级和中级专业护理技能外还必须具备以下技能。 （1）进行新生儿的早期智力开发和启蒙训练 （2）为新生儿做新生儿被动操，培养良好的生活习惯 （3）使用普通话与新生儿进行语言交流，给新生儿讲故事、唱儿歌，陪新生儿玩游戏

三、月嫂岗位要求

月嫂的服务对象主要是新生儿和产妇，新生儿的护理占80%，产妇的护理占20%，其内容主要如下。

1.孕妇产后护理

孕妇产后护理包括产妇用品的换洗、消毒；产后形体锻炼、康复保健、产后心理疏导、卫生指导；制作月子餐、饮食搭配、指导哺乳、协助沐浴等。

2.新生儿的护理与观察

新生儿的护理与观察包括新生儿科学喂养、沐浴、皮肤护理、新生儿抚触、新生儿的常见问题在预防及观察，潜能开放和启蒙训练、日常用品换洗、保洁和消毒等。

3.母乳喂养知识与喂养技巧的指导

母乳喂养知识与喂养技巧的指导包括人工喂养配方奶、奶的选择与配制、奶具管理等。

4.家常烹饪、家居保洁等

家常烹饪、家居保洁等针对雇主家庭全体成员的家务劳动。

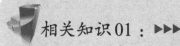

相关知识01：▶▶▶

"产褥期母婴护理员等级规定及服务规范"
（河南省地方标准）节选

1.范围

本标准规定了产褥期月嫂服务的术语和定义、服务组织、基本要求及服务质量要求。本标准适用于产褥期月嫂服务的质量要求。

2.术语和定义

下列术语和定义适用于本标准。

2.1　产褥期母婴护理员经培训鉴定取得国家职业资格证书，从事产褥期母婴护理的人员，简称产褥期母婴护理员。

3.产褥期母婴护理员基本条件

3.1 应提供有效的居民身份证。

3.2 应提供学历证明。

3.3 应提供县级以上医疗机构出具的健康证明。

3.4 无生理性缺陷。

3.5 女性，年龄在18至55周岁。

4.产褥期母婴护理员等级规定及服务规范

4.1 等级划分。共设三个等级，分别为：初级、中级、高级。

4.2 初级产褥期月嫂基本条件与服务规范。

4.2.1 具有初中以上学历。

4.2.2 具有初级国家职业资格证。

4.2.3 婴儿护理。掌握婴儿的喂养、洗澡技能；能够换洗尿布、婴儿衣物；能进行人工喂养、混合喂养，每天消毒婴儿喂养用具；能做简单抚触，懂得婴儿正确睡姿，会测体温、观察大小便，脐带护理；会简单观察黄疸、脐炎、浓胞疮等症状。

4.2.4 产妇护理。能指导产妇正确的喂奶方式；合理安排产妇的饮食起居，会制作月子餐；指导产妇做产后保健操和乳房护理，观察恶露排泄状况。

4.3 中级产褥期月嫂基本条件及服务规范

4.3.1 应具备4.2.1至4.2.4的要求。

4.3.2 具有初中学历且有产褥期母婴护理工作1年以上经历或具有高中以上学历。

4.3.3 具有中级国家职业资格证。

4.3.4 婴儿护理。能熟练地为婴儿洗澡、穿脱衣服，对婴儿臀部、脐部进行护理；能消毒婴儿喂养用具；能熟练地为婴儿做抚触、按摩、视听训练等。

4.3.5 产妇护理。在乳房过度充盈、乳汁分泌不足、乳房胀痛、发现红肿等情况下给予指导或建议就医。根据观察产妇恶露排泄状况，指导产妇保持会阴清洁；对有侧切伤口的产妇，会做常规清洁、产后按摩。会制作营养餐。

4.4 高级产褥期月嫂基本条件及服务规范

4.4.1 应具备4.3.1至4.3.5的要求。

4.4.2 具有初中以上学历且有产褥期母婴护理工作3年以上经历或具有大专以上学历。

4.4.3 具有高级国家职业资格证。

4.4.4 婴儿护理。对新生儿眼、耳、鼻做到日常清洁，如发现异常分泌物会给予正确处理；通过观察母乳喂养状况，根据婴儿的身高、体重，能及时添加配方奶，以补母乳不足；会消毒婴儿用品及生活用品；能分辨影响婴儿睡眠质量的原因；会使用家庭一般用具，如消毒锅、吸奶器、微波炉、电磁炉等；能熟练地为婴儿抚触、按摩、做被动操；对婴儿常见的尿布疹、肛门周围感染可进行简易处置；掌握至少五首儿歌。

4.4.5 产妇护理。对侧切和剖宫产产妇能及时提醒和指导下地活动，以利产后恢复；能根据产妇乳汁的分泌情况，合理饮食搭配；能根据需求，制作营养月子餐；熟练掌握平乳、内陷乳房按摩技巧及乳腺堵塞进行处理；会观察产妇的情绪变化，了解产后抑郁症症状并能给予心理支持；根据产妇的生活习惯，积极引导产妇保持健康快乐心情；会对新生儿的生理性啼哭、饥饿性啼哭进行分辨。对异常情况的产妇（如高血压、心脏病、糖尿病等）进行护理。

四、月嫂的素质要求

1.良好的道德品质

一个人道德品质差，自私自利，虚伪狡猾，就不会有好的精神面貌，也不可能给人以良好的印象。良好的道德品质，首先是诚实。诚实是做人的基本品质。对自己的缺点和不足，要正视，不要掩盖，应做到表里如一，使人信赖。有的服务人员为了获得别人的好感或满足自己的虚荣心，故作姿态，表现虚伪。这虽然可能一时获得别人的好感，但最终必将为大家所疏远。其次是有正义感。在生活中，要一身正气，不惧邪恶，刚直不阿。

2.健康的身体

因为要与孕妇和婴儿密切接触，月嫂的健康往往成为雇主最关心的问题。所以，一般在被雇主聘请前，必须具备相关的体检证明。

3.技能要求

一般来说，月嫂必须经技能培训合格后才能上岗，培训内容主要包括产妇护理和新生儿护理两部分，如产妇的饮食特点及营养搭配知识，产妇起居特点及护理知识，产妇常见病与应对措施等，另外还要学会教产妇如何做产妇操等；新生儿的护理知识，要了解新生儿的生长发育特点，新生儿常见病及预防（如湿疹、红臀、脐带炎等），新生儿抚触知识等。

4.良好的人际沟通素质

月子护理工作需要与家庭人员打交道，这就要求月嫂不断增强语言表达能力，学会与家庭成员友好相处，在工作中以诚相待，善于与他人协作完成任务，以取得他人的信赖和配合。

🗨 五、月嫂的职业道德

职业道德是指从事一定职业的人们，在其特定的工作或劳动中所应遵循的带有职业特点的道德规范的总和。良好的道德品质，是一个人具有良好精神风貌的核心。

1.良好的道德品质

（1）诚实守信。诚实就是言行与内心一致，不虚假。就是忠诚老实，它主要是对人处事时的道德准则，这一准则要求人们与人交往时说真话，向别人传递真实信息，不掩盖或歪曲事实真相。诚实品质从来是对人的最基本的要求和规范。

（2）有正义感。生活中，要一身正气，不惧邪恶，正直为本。

（3）不贪不义之财，不乱动东西。在雇主家，不触摸翻动与工作无关的家用电器、不擅自翻阅雇主的物品。桌上的纸条、报纸、花束、仪器等，若没有雇主吩咐，不能随便扔掉，更不要随便拿用或拾取雇主的任何物品，包括雇主扔掉的。不可乘工作之便挪用雇主的钱财、贵重物品。这一点是月嫂必须要做到的，也是做人的基本道德。不要因一时贪心，而丢失了人格，害人害己。

2.强烈的工作责任感

要在做好基本工作的基础上，设身处地地多为雇主着想，认认真真把每项自己应做的工作做得有条不紊、井然有序，让雇主对自己工作满意。尽一切努力把事情做得圆满，解除雇主的后顾之忧。

3.对工作有责任感，有一颗善良的心

"将心比心"，月嫂用自己的善良与爱心，真挚地为雇主服务，一定会得到雇主的欣赏。

🗨 六、月嫂必知法律知识

月嫂作为合法的劳动者，一定要了解必须知道的法律知识，承担法律义务，必要时要知道如何使用法律武器维护自己的权益。

1.公民的权利

我国现行宪法规定了公民享有广泛权利和自由，主要有以下内容。

（1）在法律面前人人平等。

（2）选举权和被选举权。

（3）言论、出版、集会、结社、游行、示威的自由。

（4）宗教信仰自由。

（5）人身权。任何公民，非经人民检察院批准或者决定或者人民法院决定，并由公安机关执行，则不受逮捕。禁止非法拘禁和以其他方法非法剥夺或者限制公民的人身自由，禁止非法搜查公民的身体。

（6）人格权。禁止用任何方法对公民进行侮辱、诽谤和诬告陷害。

（7）通信自由。

（8）批评、建议、申诉、控告、检举权。

（9）劳动就业和获得社会保障的权利。

（10）受教育的权利。

（11）对妇女、未成年人、老年人等特殊主体权利的保护等。

2.公民应履行的义务

我国现行宪法规定了公民应履行的义务，主要有以下内容。

（1）维护国家统一和全国各民族的团结，维护祖国的安全、荣誉和利益。

（2）遵守宪法和法律，保守国家秘密，爱护公共财产，遵守劳动纪律，遵守公共秩序，遵守社会公德。

（3）依照法律服兵役和参加民兵组织。

（4）依法纳税。依法纳税是公民应尽的一项基本义务。

（5）计划生育。

（6）参加劳动和接受教育。劳动和受教育既是公民享有的权利，也是公民应尽的义务。

3.有关劳动合同方面的知识

《中华人民共和国劳动法》（以下简称《劳动法》）和《中华人民共和国劳动合同法》（以下简称《劳动合同法》）是调整劳动关系，以及与劳动关系密切相联系的其他社会关系的法律规范的总称。月嫂需要重点掌握的是劳动合同方面的知识。只有掌握这些方面的知识，月嫂才能在签订和解除劳动合同时，做到心中有数、知法守法，维护自身合法权益。

月嫂要明确劳动合同的定义。即劳动合同，是劳动者与用人单位确立劳动关系、明确双方权利和义务的书面协议。

建立劳动关系应当订立劳动合同。劳动合同的主体，一方是劳动者，另一方是用人单位。劳动合同的内容在于明确双方在劳动关系中的权利、义务和违反合同的责任。劳动合同是诺成性的、有偿的双务合同。

（1）劳动合同的形式。劳动合同的形式是指订立劳动合同的方式。劳动合同的形式一般有书面形式和口头形式两种。

（2）劳动者提出解除劳动合同的时间要求。月嫂要与家政公司解除劳动合同时，要了解相关知识，做到知法办事，从而可以保护自己的权益不受侵犯。月嫂要了解提出解除劳动合同的时间要求，做到知法守法。其具体包括两方面，如表1-2所示。

（3）用人单位不得解除劳动合同的条件。月嫂要掌握用人单位不得解除自己的劳动合同的条件。

《劳动法》的相关规定：劳动者有下列情形之一的，用人单位不得依据规定解除劳动合同。

表1-2　提出解除劳动合同的时间要求

序号	时　间	具体说明
1	预告解除	劳动者解除劳动合同，应当提前30日以书面形式通知用人单位。劳动者无需说明任何法定事由，只需提前告之用人单位即可
2	无需预告解除	劳动者不需要预先告知用人单位，只需具备法律规定的正当理由，劳动者可随时通知用人单位解除劳动合同。在无需预告解除中有下列情形之一的，劳动者可以随时通知用人单位解除劳动合同： （1）在试用期内的 （2）用人单位以暴力、威胁或者非法限制人身自由的手段强迫劳动的 （3）用人单位未按照劳动合同约定支付劳动报酬或者提供劳动条件的

① 患职业病或者因工负伤并被确认丧失或者部分丧失劳动能力的。

② 患病或者负伤，在规定的医疗期内的。

③ 女职工在孕期、产期、哺乳期内的。

（4）解除劳动合同的经济补偿。月嫂要掌握解除劳动合同时所应得的经济补偿的条件与方法，才能做到心中有数。其定义是指因解除劳动合同而由用人单位给予劳动者的一次性经济补偿。根据《劳动法》规定，其具体的补偿方法如表1-3所示。

表1-3　解除劳动合同的经济补偿

序号	条件	补偿方法
1	当事人协商一致，用人单位解除劳动合同的	用人单位根据劳动者在本单位工作的年限，每满1年发给其相当于1个月工资的经济补偿金，但最多不超过12个月工作时间不满1年的按1年的标准发给经济补偿金
2	劳动者不能胜任工作	劳动者不能胜任工作，经过培训或者调整工作岗位后仍不能胜任工作的，用人单位要解除劳动合同。用人单位应按其在本单位的工作年限，每满1年发给其相当于1个月工的经济补偿金，最多不超过12个月
3	劳动者患病或者非因工受伤	劳动者患病或者非因工受伤，经劳动鉴定委员会确认不能从事原工作，也不能从事用人单位另行安排的工作而解除劳动合同的。用人单位应按其在本单位的工作年限，每满一年发给其相当于1个月工资的经济补偿金；同时还应发给其不低于6个月工资的医疗补助金。患重病或者绝症的，还应增加医疗补助费。患重病的增加部分不低于医疗补助费的50%，患绝症的增加部分不低于医疗补助费的100%
4	因客观原因或用人单位破产	因为客观原因劳动合同解除的；或者用人单位因破产整顿、用人单位经营状况严重困难必须裁员的。用人单位应按劳动者在本单位的工作年限，每满一年发给其相当于1个月工资的经济补偿金。用人单位解除劳动合同后、未按规定给予劳动者补偿的，除全额发给经济补偿金外，还需要按经济补偿金的50%支付额外经济补偿金

4.月嫂在签订合同时的注意事项

在我国的家政服务领域，由于法律和制度的欠缺，存在一些不规范的情况。现实中，既有员工式的家政服务公司与月嫂签订劳动合同，又有劳动者经过中介组织或者直接与雇主签订雇佣劳动合同的情况。这两种不同的情况适用的法律有所不同，因此月嫂必须注意以下几点。

（1）月嫂与家政公司签订的劳动合同。员工式的家政公司（即月嫂是家政公司的工作职员的企业形式）从性质上应认定为向社会提供家政服务劳务的赢利企业。月嫂同家政公司之间签订的必须是书面劳动合同。该劳动合同的一方是家政公司，另一方是家政服务人员。双方应就合同的必备条款写清楚，包括劳动合同期限、工作内容、劳动保护和劳动条件、劳动报酬、劳动纪律、劳动合同终止条件、违反劳动合同的责任。这样在产生纠纷之后，有利于分清双方的权利和义务，从而确定责任的划分，便于解决纠纷。

（2）月嫂直接与雇主签订的合同。现实生活中，有一些家政服务中介通过给月嫂联系服务的家庭，收取介绍费。月嫂可以通过中介组织与雇主签订雇佣劳动合同，或者月嫂直接同雇主签订劳务合同。按照《劳动法》的规定，劳动者自己或者通过家政服务中介与雇主直接签订的劳务合同不属于《劳动法》的调整范围，属于一般的雇佣合同，按照《民法通则》和相关的司法解释来解决。

这种情况下，月嫂与雇主之间可能签订书面合同，也可能只是口头劳动协议，两种形式都可以。但是，口头协议在发生纠纷之后往往因无书面证据，不能很好地分清事实、解决纠纷，从而很难保护当事人的利益。所以，应该倡导签订书面合同，以书面的形式明确各自的权利和义务，以防患于未然，进而减少纠纷发生。月嫂和雇主之间有口头劳务协议，产生纠纷后雇主不承认的，只要存在家政服务的事实就可认定为事实合同，来确认双方的权利和义务关系。

5.家政服务人员所受损害的赔偿

社会中风险无处不在，家政服务也存在风险。例如，2003年在深圳，一名保姆在给雇主擦窗子时从楼上摔下，摔断了腰椎，造成高位截瘫。这种伤害是严重的，当然还有其他的各种各样的伤害。月嫂受到伤害如何获得赔偿？这和劳动服务合同的性质紧密相连。

（1）家政公司的服务员工受损的赔偿。家政公司和服务人员签订有合法的劳动协议，应该以《劳动法》的规定处理。家政公司应该给员工上工伤保险，出险之后由保险公司负责理赔。根据《工伤保险条例》的相关规定："中华人民共和国境内的各类企业、有雇工的个体工商户（以下称用人单位）应当依照本条例规定参加工伤保险，为本单位全部职工或者雇工（以下称职工）缴纳工伤保险费。中华人民共和国境内的各类企业的职工和个体工商户的雇工，均有依照本条例的规定享有工伤保险待遇的权利。"由此可见，家政服务公司必须为其员工缴纳工伤保险费。

（2）非家政公司的服务员受损害的赔偿。现实生活中，月嫂通过中介组织或者直接与雇主签订书面或者口头劳务合同，形成的劳务关系并不能由《劳动法》调整。这种情况下，月嫂在工作中受到损害，应该按照雇工的相关规定来处理。根据《关于审理人身损害赔偿案件适用法律若干问题的解释》的相关规定："雇员在从事雇佣活动中遭受人身损害，雇主应当承担赔偿责任。雇佣关系以外的第三人造成雇员人身损害的，赔偿权利人可以请求第三人承担赔偿责任，也可以请求雇主承担赔偿责任。雇主承担赔偿责任后，可以向第三人追偿。"该解释还规定："属于《工伤保险条例》调整的劳动关系和工伤保险范围的，不适用本条规定。"也就是说，家政公司的员工之外的直接给雇主服务的月嫂受到人身损害，必须由雇主承担赔偿责任；由第三人的原因造成雇员损害的，雇员可以选择由雇主或者第三人承担赔偿责任；雇主承担责任后，可以要求第三人赔偿自己的损失。

6.妇女权益保障法常识

月嫂有许多时间都要和妇女打交道，而且月嫂中主要是女性。因此，月嫂了解和学习这方面的知识尤为重要，可以适时地保护好自己的合法权益。

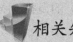

相关知识02：▶▶▶

妇女享有哪些人身权利

妇女权益保障法规定，国家保障妇女享有与男子平等的人身权利。

（1）妇女的人身自由不受侵犯。禁止非法拘禁和以其他非法手段剥夺或者限制妇女的人身自由；禁止非法搜查妇女的身体。

（2）妇女的生命健康权不受侵犯。禁止溺、弃、残害女婴；禁止歧视、虐待生育女婴的妇女和不育妇女；禁止用迷信、暴力手段残害妇女；禁止虐待、遗弃老年妇女。

（3）妇女的肖像权受法律保护。未经本人同意，不得以营利为目的，通过广告、商标、展览橱窗、书刊、杂志等形式使用妇女肖像。

（4）妇女的名誉权和人格尊严受法律保护。禁止用侮辱、诽谤、宣扬隐私等方式损害妇女的名誉和人格。

7.妇女合法权益被侵害时应怎么办

妇女权益保障法规定，妇女的合法权益受到侵害时，被侵害人有权要求有关主管部门处理，或者依法向人民法院提起诉讼。妇女的合法权益受到侵害时，被侵害人可以向妇女组织投诉，妇女组织应当要求有关部门或者单位查处，保护被侵害妇女的合法权益。

8.合法权益被侵害时月嫂该如何做

（1）勇于保护自己的隐私。隐私权是自然人享有的对其个人与公共利益没有关系的个人信息、私人活动和私有领域进行支配的一种人格权，包括私人信息、私人生活、私人空间和生活安宁。

月嫂在雇主家工作时，会有一些个人的信息或者其他的个人隐私（如私人活动、私人空间）为雇主知道。雇主应为月嫂保密。若雇主擅自公开月嫂的隐私，月嫂可以依法对其要求承担相应的赔偿责任。

（2）避免受到性侵害。在工作中，月嫂应洁身自爱，对雇主的不正当要求要严词拒绝，并勇于以妇女权益保障法为武器，捍卫自己各方面的利益；万一受到侵害，应该及时向公安机关报案。

【案例】

2012年7月，小静从老家来深圳打工，被杨某雇用，帮忙照顾杨某1岁的女儿。不到一个月，小静就遭到杨某的强奸。由于"怕人知道不好"，她不敢告诉任何人，更没想起用法律武器保护自己，这更放任了杨某的行为。随后，小静两次怀孕流产。于是，小静把对杨某的恼恨转移到其女儿身上。从2013年2月起，她便开始经常对杨某的3岁女儿进行殴打。3月9日下午5时，因孩子吵闹将正在睡觉的小静吵醒，她再次对孩子拳打脚踢，后又将孩子提起猛往地上摔，孩子经抢救无效死亡。17岁的小静因犯故意伤害罪，被深圳市中级人民法院判处有期徒刑15年。

在这个案例中，小静受到了性侵害，却因为"怕人知道不好"而不敢与人说，也没拿起法律武器来保护自己，而是采用殴打雇主女儿的方式来发泄，结果反而害了自己，这是完全错误的。月嫂在受到性侵害后，不要觉得羞耻而不与人说，因为事情已经发生了，而要与自己亲近的人或者与所属家政公司联系告知情况。在紧急情况下，可以打家政公司的电话求救。曾经有一位家庭服务员受性侵害时，急速拨打家政公司的电话，在电话中大声哭泣，家政公司察觉异常即刻派人来察看，从而制止了性侵害。月嫂在受到性侵害后，可以拨打"110"电话报警，如果雇主制止月嫂没机会打电话，可以事后趁外出买菜、购物的时机报警，但要想办法保留证据，比如保留用过的避孕套、留有雇主精液的内裤，以方便警察的取证。

（3）尊重女雇主的权益。月嫂不能做第三者插足雇主的家庭。月嫂要尊重女

第一章 胜任本职工作

雇主的权利，不要做违法的事情；和男雇主应保持一定的距离，始终不要忘记自己是服务人员。

（4）不能侵犯女雇主的隐私权。月嫂对女雇主的各种私人信息、私人活动、私人空间等有保密的义务，除非该隐私侵害了公共利益；对女雇主的东西不要随便翻看；不能私自隐匿、毁弃、拆开女雇主的信件；不能偷窥女雇主的私人生活等。

七、未成年人保护法常识

雇主聘请月嫂就是为了照顾自己的新生儿，因此，月嫂和新生儿相处的时间很多，要照顾好雇主的新生儿，必须熟知未成年人保护法常识。

 相关知识03：▶▶▶

未成年人保护

1.保护未成年人应遵循的原则

本法所称未成年人是指未满十八周岁的公民。

（1）尊重未成年人的人格尊严。

（2）适应未成年人身心发展、品德、智力、体质的规律和特点。

（3）教育与保护相结合。

2.未成年人保护法规定的法律责任

月嫂应熟练掌握此法规定的相关法律责任，才能在工作中做到知法守法。

（1）违反本法规定，侵害未成年人的合法权益，其他法律、法规已规定行政处罚的，从其规定；造成人身财产损失或者其他损害的，依法承担民事责任；构成犯罪的，依法追究刑事责任。

（2）国家机关及其工作人员不依法履行保护未成年人合法权益的责任；或者侵害未成年人合法权益；或者对提出申诉、控告、检举的人进行打击报复的，由其所在单位或者上级机关责令改正，对直接负责的主管人员和其他直接责任人员依法给予行政处分。

（3）侵犯未成年人隐私，构成违反治安管理行为的，由公安机关依法给予行政处罚。

（1）保护新生儿的身心健康和安全。这是月嫂的最基本职责，要细心、耐心，以新生儿为中心，确保新生儿的健康和安全，不因为自己的疏忽让亲生儿受到任何伤害。

（2）不能侵犯未成年人的肖像权。月嫂在雇主家会有机会接触到婴儿的照片，甚至有时可能会和雇主及其家人合影。月嫂对于得到的雇主家人的照片，应好好保管；不能为谋取利益卖给他人，以使他人为赢利而把照片制作成宣传广告或作为产品外包装图像等。因为未成年人的肖像权是受法律保护的，一旦侵犯，责任人要承担相应的法律责任。

【案例】

晓敏是李某雇请的月嫂。在李某的儿子过满月时，晓敏把李某儿子的一张满月照片私自送给了自己在照相馆工作的男友。后来，李某发现儿子的照片被制作成了广告，因此要求照相馆老板停止对儿子肖像权的侵犯，并赔礼道歉。法院支持了李某的主张。而晓敏对李某儿子的肖像没有处分权，因此她的行为是违法的，李某也因此辞退了晓敏。

作为社会工作中的一名劳动者，一定要知法懂法和用法，要勇敢地运用法律武器维护自己的权益，捍卫自己的劳动成果。同时不要以身试法，触碰法律的底线。做一名遵法守法的公民。

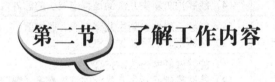

第二节 了解工作内容

一、了解护理知识

1.产妇的护理

（1）指导乳房护理（早开奶，协助产妇对乳汁淤积的排空，乳腺肿胀的按摩）。

（2）根据产褥期营养需求，安排膳食计划，指导产妇饮食，促进早下奶。

（3）帮助产妇下床，指导产妇早期适度运动，利于产妇恶露排出，促进身体恢复。

（4）做好产妇产后心理疏导，协助度过母婴磨合期，预防产后抑郁。

（5）帮助产妇清洁伤口，给产妇擦身，换洗衣物。

2.新生儿的护理

（1）母乳喂养指导，做到早开奶，早接触，早吸吮和按需哺乳，熟练完成婴儿喂养（母乳、人工、混合喂养）。

（2）清洁消毒用具，换洗新生儿尿布及衣服。

（3）为新生儿洗头洗澡，面部护理，脐部护理，臀部护理。

（4）适时给新生儿做抚触和被动操，开展新生儿早教。

（5）观察新生儿大小便，观察婴儿有无身体异常，及时提醒协助治疗。

（6）新生儿常见疾病和意外伤害的护理。

二、掌握新生儿护理要求

1.新生儿的生活护理要求和专业护理要求

（1）新生儿的生活护理要求。新生儿的生活护理要求如表1-4所示。

表1-4 新生儿的生活护理要求

序号	护理要点	具体内容
1	饮食护理	（1）能够正确地给新生儿配制、喂养奶粉 （2）能够正确地给新生儿喂水 （3）能够正确地指导母乳喂养新生儿
2	睡觉护理	（1）能够营造新生儿睡觉的良好环境 （2）能够掌握新生儿睡觉的时间；能够给新生儿合理盖被 （3）能够在睡觉前给新生儿合理穿衣；能够预防新生儿睡觉时意外发生时意外情况的发生
3	洗澡护理	（1）对新生儿的洗澡护理，应掌握这些技能 （2）能够做好新生儿洗澡前的准备工作 （3）能够掌握新生儿洗澡的方法 （4）能够预防新生儿洗澡过程中发生的意外情况
4	脱穿衣服、包裹护理	（1）能够正确地给新生儿穿衣服、脱衣服 （2）能够正确地给新生儿包裹
5	环境卫生护理	（1）能够做好室内清洁护理 （2）能够控制好新生儿生活的室内温度、湿度 （3）能够预防、处理新生儿中暑、中毒等意外情况的发生

（2）新生儿的专业护理要求。新生儿的专业护理要求如表1-5所示。

表1-5 新生儿的专业护理要求

序号	护理要点	具体内容
1	生活用品的清洁	（1）能够正确地对新生儿的奶瓶进行清洁、消毒 （2）能够正确地对新生儿的衣服进行清洗、晾晒、整理 （3）能够对新生儿的尿布进行正确的清洗、晾晒、整理
2	大小便的护理	（1）能够判断什么时候换尿布 （2）能够正确地为新生儿换尿布 （3）能够正确、熟练地给新生儿做便后屁股的清洗护理
3	三浴的护理	能够正确、熟练地给新生儿进行日光浴、空气浴和水浴
4	黄疸的护理	（1）能够分清楚正常黄疸和病理黄疸 （2）能够正确地护理正常黄疸和病理黄疸
5	眼部护理	（1）正确地区分新生儿眼部的正常与异常 （2）正确地做好新生儿眼部的日常护理
6	囟门、乳痂、指甲的清洁护理	（1）正确地为新生儿做囟门的清洁护理 （2）正确地为新生儿做乳痂的清洁护理 （3）正确地、谨慎地给新生儿修剪指甲

序号	护理要点	具体内容
7	为新生儿量体温、喂药、疫苗接种的护理	（1）正确地为新生儿量体温 （2）正确地为新生儿喂药 （3）正确地做好新生儿疫苗接种的护理
8	新生儿脐带的护理	（1）能够为新生儿做日常的脐带清洁 （2）能够分辨新生儿脐带的异常情况 （3）能够为新生儿做好脐带炎症的护理

2.新生儿的常见病护理

（1）"红臀"的护理。

（2）脐疝的预防与护理。

（3）新生儿脐炎的预防与护理。

（4）新生儿腹胀的护理。

（5）新生儿腹泻的护理。

（6）新生儿发烧的护理。

（7）新生儿便秘的护理。

（8）新生儿咳嗽的护理。

（9）新生儿肺炎的护理。

（10）新生儿呛奶的预防与抢救。

（11）鹅口疮的护理。

（12）新生儿脓疱疮的预防与护理。

（13）新生儿败血症的预防与护理。

（14）新生儿捂热综合征的预防与护理。

三、新生儿的潜能开发及护理要点

新生儿的潜能开发及护理要点如表1-6所示。

表1-6　新生儿的潜能开发及护理要点

序号	护理要点	必备技能
1	新生儿做婴儿操护理	（1）准备婴儿操所需要的工具 （2）正确地给新生儿做婴儿操
2	新生儿游泳护理	（1）做好新生儿游泳前的准备工作 （2）正确地给新生儿游泳
3	新生儿抚触护理	（1）做好给新生儿做抚摸前的准备工作 （2）正确地给新生儿做抚摸
4	新生儿视觉、听觉、触觉的训练	（1）正确地给新生儿训练视觉 （2）正确地给新生儿训练听觉 （3）正确地给新生儿训练触觉、嗅觉、味觉

第一章　胜任本职工作

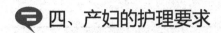

四、产妇的护理要求

1.产妇的生活护理要求

产妇的生活护理要求如表1-7所示。

表1-7　产妇的生活护理要求

序号	护理要点	必备技能
1	饮食护理	（1）能够合理地、科学地为产妇制作营养餐 （2）掌握产妇的饮食原则 （3）掌握产妇饮食的注意事项
2	洗澡护理	（1）正确地做好产妇洗澡前的准备 （2）做好产妇洗澡过程中的护理 （3）做好产妇洗澡后的护理 （4）掌握产妇洗澡的注意事项
3	睡觉护理	（1）做好产妇睡觉前的准备工作 （2）掌握产妇睡觉的环境要求 （3）做好产妇睡觉中的护理
4	卫生护理	（1）确保产妇室内的卫生清洁 （2）正确地为产妇做好恶露的清洁 （3）正确地为产妇做好大小便的护理 （4）正确地为产妇选择、清洗衣物 （5）正确地为产妇清洁、消毒伤口

2.产妇的乳房护理要求

产妇的乳房护理要求如表1-8所示。

表1-8　产妇的乳房护理要求

序号	护理要点	应掌握的技能
1	指导产妇正确地哺乳	（1）正确地指导产妇给新生儿哺乳时产妇的姿势 （2）正确地指导产妇给新生儿哺乳时婴儿的姿势
2	乳房的清洁	（1）指导产妇给新生儿哺乳前的乳房清洁 （2）指导产妇给新生儿哺乳后的乳房清洁
3	乳房的按摩	（1）指导产妇进行乳房按摩 （2）自己正确地为产妇进行乳房按摩
4	乳房的热敷	（1）指导产妇进行乳房热敷 （2）正确地为产妇进行乳房热敷
5	催奶的护理	（1）能够为产妇进行饮食催奶 （2）能够为产妇进行按摩催奶
6	哺乳中乳房发生问题时的指导	（1）正确地指导、为产妇做好乳房皲裂的预防、护理 （2）正确地做好产妇乳房发胀、疼痛的护理 （3）正确地指导产妇关于乳头内陷的护理

3.产妇月子病的护理要求

产妇月子病的护理要求如表1-9所示。

表1-9 产妇月子病的护理要求

序号	护理要点	必备技能
1	乳腺炎的护理	正确地做好产妇乳腺炎的护理
2	产后感染的护理	正确地做好产妇产后感染的护理
3	产后痛的护理	正确地做好产妇产后痛的护理
4	产后下床眩晕的护理	正确地做好产妇产后下床眩晕的护理
5	产后便秘的护理	正确地做好产妇产后便秘的护理
6	产妇产后贫血的护理	正确地做好产妇产后贫血的护理
7	产后尿失禁的护理	正确地做好产妇产后尿失禁的护理
8	产后咳嗽的护理	正确地做好产妇产后咳嗽的护理
9	产后盗汗的护理	正确地做好产妇产后盗汗的护理
10	产后痔疮的护理	正确地做好产妇产后痔疮的护理

4.产妇的产后恢复护理

（1）体形恢复的护理。对产妇体形恢复的护理，应该掌握以下两方面的技能。

第一，能够做好产妇体形恢复操的准备工作。

第二，能够正确地指导产妇做体形恢复操。

（2）心理健康的护理。对产妇心理健康的护理，应掌握以下三方面的技能。

第一，能够认识产后抑郁症的症状。

第二，能够正确地避免产妇得产后抑郁症。

第三，能够正确地做好产妇产后抑郁症的护理。

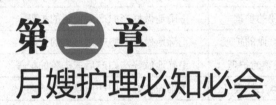

第二章
月嫂护理必知必会

 学习目标

1.了解产妇的生理特点与心理状态，更全面地掌握孕妇分娩前后护理要求和方法。

2.了解新生儿的外观特点和生理状况等，掌握基本的新生儿护理要求和方法。

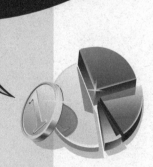

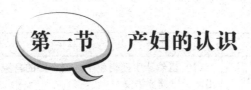

第一节 产妇的认识

一、产妇产前、产后心理特点

1.产前心理特点

孕妇入院待产后，其生理和心理都会产生很大的变化，尤其在临产后，情绪波动更为突出，且多呈现低水平降低状态，这在一定程度上可直接影响产程进展，造成分娩障碍及产后出血量增多等不良后果。

贴心提示 ▶▶▶

月嫂应充分了解在临产前孕妇的特殊心态，并针对其不良情绪，减轻心理压力，以最佳状态与医护人员密切配合，使分娩顺利完成。

2.产后心理特点

当胎儿分娩后，产妇有一种轻松感。这时心理特征表现出对新生儿性别及一般情况的关心，有的表现出喜悦，有的表现出悲伤和失望。

贴心提示 ▶▶▶

月嫂应事先有所了解，区别对待产妇各种不同的心理状态，适时地做好产妇和家属的思想工作；特别对新生儿的性别的认识问题，共同帮助产妇消除心理护理，才能使产妇心情愉快地、安心地进行产后休养等。

二、产后产妇身体特点

孕妇分娩后身体极其虚弱，身体的特点也与产前很不一样，因而了解产后产妇的身体特点对护理好产妇有着极其重要的意义。产后产妇身体特点如表2-1所示。

表2-1 产后产妇身体特点

序号	特　　点	具体内容
1	容易发生贫血	产妇在分娩过程中流失很多血，元气大损、身体虚弱，容易发生贫血

序号	特　　点	具体内容
2	子宫、生殖器需要恢复	（1）虽然新生儿出生了，但产妇的宫腔内仍有一些淤血未排出，子宫需要恢复 （2）生殖器官发生损伤，需要修复
3	要喂养新生儿	（1）新生儿吃奶，产妇需要大量分泌乳汁 （2）产妇处在哺乳期，药物可以通过乳汁到达新生儿体内 （3）该期间用药要考虑到对新生儿的影响

三、产后产妇营养需求

产妇产后营养需求主要包括以下几方面。

1.水分的充足

水和母乳分泌量有关。一些流质食品如小米粥、排骨汤、骨头汤等，要多食用。

2.需要高蛋白质

蛋白质是生命的物质基础，含大量的氨基酸是恢复组织器官的物质基础。产妇在产后需要食用高蛋白质，如小米、豆类、豆制品、瘦猪肉、牛肉、鸡蛋、鱼类。这些食物含蛋白质丰富，每日必须搭配两种。

3.需要高热量

产妇在产后每日所需的热量要高达12560.4 ～ 16747.2千焦。需要食用养肉、瘦猪肉、牛肉等动物性食品和高热量的硬果类食品，如核桃、花生、芝麻、松子等。海带、紫菜等菌藻类食物，除了提供热量，还富含有不饱和脂肪酸，有利于婴儿脑的发育。

4.要保证钙及无机盐的摄入

母乳每日消耗300毫克的钙。为减少动用母体储备的钙，必须选择含钙多的食物。如牛奶、虾皮、水产等。对于碳酸钙、乳酸钙、骨粉等一些钙制剂，也可以选用。

5.不可缺少水溶性维生素

母乳膳食中的维生素B和维生素C的吸收量要非常充足。原因是水溶性维生素B和维生素C可以通过乳腺转移至母乳中，但转移率不高，约50%。

 贴心提示 ▶▶▶

　　孕妇分娩前后身体状况变化非常大，尤其产后身体十分虚弱，要按照产妇身体的恢复状态为其准备适合的饮食。切忌刚分娩完就进补，孕妇身体太过虚弱可能会虚不受补。

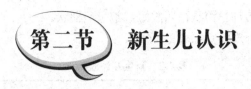

第二节　新生儿认识

一、什么是新生儿

足月新生儿：即从出生到生后28天内的婴儿，妊娠满37周（260天）以上，不足42周，出生体重大于2.5千克（2.5～4.0千克）。头围33～34厘米，身长47～52厘米。早产儿、未成熟儿：即胎龄不足37周，出生体重小于2.5千克，器官功能不够成熟的新生儿。

新生儿期：胎儿娩出到生后满28天。

新生儿早期：生后一周内。

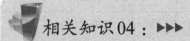

相关知识04：▶▶▶

早产儿与畸形儿

1. 早产儿

早产儿尚无统一的定义，目前我国多把胎龄＜37周（259天）出生的新生儿称为早产儿，这一定义不考虑体重。国外早产儿多指孕周满20周至不满37周，体重在0.5千克至不足2.5千克者。其中，孕周不满32足周者称极早产儿。绝大多数早产儿出生体重均低下，出生体重＜2.5千克者，称低出生体重儿；出生体重1.0～1.499千克者，称极低出生体重儿；出生体重＜1.0千克者，称超低出生体重儿。体重由于早产儿自身的解剖生理特点所决定，一些疾病的发生率较高，死亡率也较高，达12.7%～20.8%，远高于足月儿，因而了解早产儿的生理、病理特点对临床有重要意义。

2. 畸形儿

畸形儿发生的原因，至今尚未完全清楚。大致的原因可以分成三个方面：遗传因素，妊娠中胎儿的生长环境，还有分娩时的创伤。

为了减少先天性畸形的发生，应认真开展婚前检查、遗传咨询、严重遗传病携带者的检出、产前诊断、选择性流产，注意孕期营养及定期产前检查，孕妇应避免滥用药物与接触有害物质。月嫂非常有必要了解这些知识，一定要提醒和阻止孕妇滥用药物或解除有害物质。

二、新生儿的外观特点

一般刚出生的婴儿头部较大，躯干较长，头部与全身的比例大约为1∶4，胸部多呈圆柱形，腹部呈筒状，四肢短，常呈屈曲状。

新生儿的主要外观特点如表2-2所示。

表2-2　新生儿外观特点

序号	部　位	外观特点
1	头	头部约为身长的1/4，头发分条清楚，刚出生时头部因分娩时受产道挤压，可能会出现局部水肿形成产瘤
2	皮肤	新生儿刚出生时皮肤上有一层胎脂，皮肤红润、薄嫩，皮下脂肪少，血管丰富，皮肤娇嫩易受感染，鼻尖及鼻翼处面部可见黄白色小点，称粟粒疹
3	口腔	口腔硬腭中线有黄白色小点，称上皮珠，一般一个月左右会自行消失，牙龈上亦常有黄白斑点，俗称"马牙"，数周、数月可消失，禁止挑破
4	颈部	颈部较为短小，要注意是否出现胸锁乳突肌血肿（多在出生2～3周后才发现）
5	胸部	新生儿胸部较窄小，乳晕清楚，可能会有乳腺结节，新生儿初生时胸围较头围小1～2厘米
6	腹部	腹部微隆，脐带部有残端断痕，注意渗血、渗液、分泌物有无臭味，脐轮红否
7	四肢	新生儿四肢一般呈屈曲状，指甲达指尖边缘，足纹较多

三、新生儿的生理特点

新生儿的生理特点如表2-3所示。

表2-3　新生儿的生理特点

序号	系　统	生理特点
1	呼吸系统	呼吸为40～60次/分钟，以腹式呼吸为主，呼吸中枢末发育成熟，肋间肌弱，故呼吸浅快，不规则
2	血循环系统	心率为120～140次/分钟，血液多集中于躯干，故四肢易发紫
3	消化系统	胃容量小，贲门松弛，幽门肌痉挛、胃呈水平状，食道短，因此新生儿常溢奶，生后24小时内排胎便，呈黑绿色，约2～3天排完，如24小时胎便未排要去医院检查，看是否肛门闭锁。吃母乳的婴儿大便金黄色，次数多；则吃牛奶的婴儿便次少、干
4	泌尿系统	新生儿尿次多，一般新生儿在生后六小时内排尿，最初数日入量少，每日4～5次，以后吃奶增加，排尿可达20多次
5	体温调节	胎儿在宫内是恒温，生后保暖能力差，散热快，生后第1小时内体温可降2摄氏度。在生后12～24小时以后，体温可调节到36～37摄氏度。新生儿体温不稳定，易受外界环境影响

序号	系　统	生理特点
6	免疫系统	新生儿的免疫力主要是通过胎盘而获得的，从初乳中也可获得一些抗体。新生儿由于从母体获得了抗体，对麻疹、风疹、猩红热、白喉等没有易感性，不会患这些传染病
7	神经系统	新生儿神经系统未发育成熟。每日大概睡18～20小时

四、新生儿的常见生理改变

新生儿常见生理改变有许多，具体如表2-4所示。

表2-4　新生儿常见生理改变

序号	生理改变	具体说明
1	生理性体重下降	新生儿出生后的2～3天因进食少、排胎便、皮肤蒸发等不显性失水，体重可减轻。约为出生体重的6%～9%，最多不超过10%，一般在7～10天恢复出生体重
2	生理性黄疸	大部分新生儿在出生后2～3天会出现皮肤、黏膜、眼睛白眼球发黄，4～5天黄疸最重，可能会涉及道躯干和四肢近端，7～10天逐渐消退。除了黄疸以外，孩子没有其他异常，如精神好、吃奶香，大便也没有什么异常，这就是生理性黄疸
3	色素斑（胎记）	在新生儿骶尾部和腰背部、臀部往往可以看到灰蓝色的色素斑，医学上叫胎痣或胎生青记。多为圆形或不规则，边缘清楚，压之不退色（因皮肤深层色素细胞堆积所致）多在1岁内，偶尔在5～6岁内自行消失，不需治疗
4	假月经	女婴出生后3～5天，从阴道流出似牛奶样的分泌物，有时可见少量阴道出血，持续3～4天，是由于在胎内受母体性激素影响所致，不必处理
5	乳腺肿大	无论男性或女性婴儿在出生后3～5天内出现乳腺肿大，有时溢出微黄色液体称泌乳，出生后8～10天达最高峰，经2～3周后自行消退。乳腺肿大和泌乳是由于其在胎内受母体激素的刺激所致，遇见这种情况不应挤压，以免感染。一旦有感染要积极治疗
6	新生儿打喷嚏	常有此现象，尤其是当新生儿睁开眼睛面对强光时，这是由于光线同时刺激了眼睛和鼻部的神经，并不是因为感冒才这样，打喷嚏有助于新生儿将鼻内的异物排出，阻止灰尘进入肺内
7	打嗝	新生儿容易打嗝，特别是在吃奶以后，常见原因可能是吸了冷空气、喝了冷的奶或吃奶过急，神经系统没有发育完善，对膈肌控制不好引起的，在新生儿的神经系统功能完善后，不会无故打嗝了。新生儿打嗝时，可给他喂些温开水，或母乳及温度适宜的配方奶。多数打嗝可以终止

第二章　月嫂护理必知必会

23

序号	生理改变	具体说明
8	溢奶	溢奶是乳汁从新生儿的口角流出，量不多，发生在喂哺后不久，有时发生在喂哺后1～2小时以后。新生儿胃容量小，胃呈水平位，贲门肌肉松弛，幽门括约肌较紧，易发生溢奶。6个月左右可停止
9	板牙	有的新生儿刚出生的时候牙龈里面会有一颗颗像牙齿的东西，俗话称之为"板牙"。但它也不是真正的牙齿。新生儿的"马牙"、"板牙"是一种自然的正常现象，不用去处理，随着时间的推移和新生儿的成长，会自然消失的。更不能用原始的方法去挑掉，这样很容易感染
10	螳螂嘴	新生儿哭的时候，常常可看见他口腔两边颊黏膜处较明显地鼓起如糠丸大小的东西，有人称为"螳螂嘴"，其实它是颊黏膜下的脂肪垫。这是正常情况，无碍于吸乳，所以不需作处理
11	新生儿脱发	新生儿的胎发都是由母体带出，大部分新生儿在出生后的2～3周内发生明显的脱发。这是由于婴儿出生后，大部分头发毛囊在数天内由成长期迅速转为休止期所致，一般经过9～12周后，婴儿的毛囊会重新并向成长期活动，重新生长出新发

五、新生儿的心理发展特点

1.新生儿视、听、嗅、触摸觉等的发育

新生儿在母亲体内，就发育形成了视、听、嗅、触摸觉等多种感觉器官，并且可以对外界刺激进行无条件反射。

（1）当母亲把乳头放入新生儿口中时，新生儿的嘴立即就会做吸吮动作。

（2）当新生儿的鼻孔受刺激时，就会打喷嚏。

（3）当抓挠新生儿的小脚心时，新生儿还会缩脚，双手双脚乱蹬。

2.新生儿学习能力的产生

新生儿与环境会建立新的更为复杂的联系，进行简单的学习。

出生10天左右，在母亲抱起新生儿准备喂奶时，只要一做出要喂奶的姿势，不等乳头放到新生儿的口中，他的口就会做吸吮动作。这就说明新生儿在多次吃奶后得出经验，学会了把喂奶姿势与吸吮乳汁的动作直接联系起来。这种条件反射就是新生儿心理发生的标志，也就是新生儿学习活动的开端。这会促进新生儿的生理和心理上的成长。

因此，哺育新生儿的父母亲和月嫂，对新生儿的精心照料和温柔、热情的爱抚，都会引起新生儿良好的情绪和反应。安全而又丰富的环境刺激，会给新生儿提供一个良好的智力和情绪发展的环境，为新生儿一生的幸福成长建立一个良好的开端。

🗨 六、新生儿的睡眠特点

一般新生儿一昼夜的睡眠时间为18～20个小时。按照新生儿觉醒和睡眠的不同程度分为几种意识状态：两种睡眠状态——安静睡眠（深睡）和活动睡眠（浅睡）；三种觉醒状态——安静觉醒、活动觉醒和哭；另一种是介于睡眠和醒之间的过渡形式，即瞌睡状态。新生儿的睡眠有三大特点，如图2-1所示。

特点一 安静睡眠状态

新生儿安静睡眠状态时面部肌肉放松，眼闭合着。全身除偶尔的惊跳和极轻微的嘴动外，没有其他的活动。呼吸是很均匀的。新生儿处于完全休息的状态

特点二 活动睡眠状态

新生儿活动睡眠状态时脸上常显出可笑的表情，如做怪相、微笑和皱眉。有时出现吸吮动作或咀嚼运动。呼吸不规则，比安静睡眠时稍快。眼睛通常是闭合的，仅偶然短暂地睁一下，眼睑有时颤动，经常可见到眼球在眼睑下快速地运动。手臂、腿和整个身体偶尔有些活动。在觉醒前，通常处于这种活动睡眠状态。以上两种睡眠时间约各占一半

特点三 瞌睡状态

新生儿瞌睡状态通常发生于刚醒后或入睡前。眼半睁半闭，眼睑出现闪动，眼闭合前眼球可能向上滚动。目光变呆滞，反应迟钝。有时微笑、皱眉或噘起嘴唇。常伴有轻度惊跳。当新生儿处于这种睡眠状态时，要尽量保证他安静地睡觉，千万不要因为他的一些小动作、小表情而误以为"新生儿醒了"、"需要喂奶了"而去打扰他

图2-1 新生儿的睡眠特点

🗨 七、新生儿的排便特点

1.新生儿的排便特点

（1）开始排便的时间。新生儿一般在生后12小时开始排胎便，胎便呈深、黑绿状。这是胎儿在母体子宫内吞入羊水中胎毛、胎脂、肠道胎便。3～4天胎便可排尽，吃奶之后，大便逐渐转成黄色。

 贴心提示 ▶▶▶

如果新生儿出生后24小时，还没有看见排胎便，就应该立即请医生检查，看是否存在肛门等器官畸形。

（2）吃奶后的排便特点。吃牛奶的新生儿每天1～2次大便。吃母奶的新生儿大便次数稍多些，每天4～5次。平常在新生儿大便后应用温水清洗洗阴部，然后擦拭干。

2.新生儿的排尿特点

（1）新生儿排尿量。新生儿第一天的尿量很少，约10～30毫升。在出生后36小时之内排尿都属正常。随着哺乳吸收水分，新生儿的尿量逐渐增加，每天可达10次以上，日总量可达100～300毫升。满月前后可达250～450毫升。

（2）养成排便的习惯。新生儿尿的次数多，这是正常现象。不要因为新生儿尿的次数多，就减少给水量。尤其是夏季，如果喂水少，室温又高，新生儿会出现脱水热。

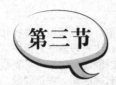

第三节　护理的要求与注意事项

一、护理的基本要求

了解产妇和新生儿的生理结构包括对产妇和新生儿的身体护理、生活护理、心理护理等，帮助产妇恢复身体和照料好新生儿。

1.产妇的护理

（1）对产妇进行生活护理。

（2）对产妇进行乳房护理。

（3）制作产妇的营养餐和催乳汤水。

（4）指导产妇做产后恢复操。

（5）掌握产妇月子病的护理方法。

（6）与产妇做心理沟通交流，帮助产妇舒缓情绪。

2.新生儿护理的基本要求

自胎儿出生到满28天这段时间称为新生儿期，此时期是婴儿脱离母体后逐渐适应外界生活的重要过程。新生儿组织器官功能发育尚未完善，对外界环境适应力低下，因此，月嫂做好新生儿的家庭护理，是促进婴儿健康成长的关键。

（1）新生儿环境。居室要清洁，阳光充足，空气流通，一般的室温为22～24摄氏度，湿度为55%～65%，低体重儿室温为24～26摄氏度。夏季室温高，有空调的家庭可调至26～28摄氏度，没有空调的家庭可采取降低室温的办法，如开窗通风或放些冰块在脸盆里。冬季也应该保持每天有一定时间通风，但不要直接对着新生儿吹风。

（2）新生儿用物的要求。新生儿用物有以下几种要求，如表2-5所示。

表2-5　新生儿用物

序号	物品名	物品要求
1	衣物	衣物应选用宽松、柔软的棉织品，最好是白色或浅色棉布制作，衣服宽大便于穿脱，衣服不系扣，仅用带子系上（大众称之为"和尚衣"）
2	尿布	尿布应选用柔软、吸水性强、耐洗的棉织品，尿布必须及时清洗，用开水烫，阳光下晒干备用，否则，易发生红臀和尿布疹；要经常更换尿布
3	喂奶器具	喂奶器具是指母乳喂养有困难，需添加牛奶或代乳品时，奶瓶和奶嘴一定要做到用一次清洗一次，煮沸消毒一次，乳孔大小要合适，喂奶前可用手腕内侧或手背测试一下奶的温度，吃剩的奶不可留到下一次再吃

（3）新生儿心理发育。多项研究证明早期激发确能促进婴儿发育。环境对发育的作用不亚于遗传因素。在新生儿期，早期激发可以在日常护理中进行，如在哺乳、洗澡、换尿布及穿衣时，可与婴儿进行眼神交流，对他说话，可逗他笑，抚摸他的皮肤，可给婴儿听柔和、舒缓、轻松的音乐。交往的增多当然也促进母婴相依感情的建立，而母婴相依感情的建立对婴儿以后的心理发育是非常重要的。

二、护理中的注意事项

月嫂在护理工作中应注意以下事项。

（1）按孕妇预产期时间，月嫂要提前主动与用户联系并询问产妇产前的准备情况，了解分娩医院的地址，做好进入雇主家的准备。

（2）服务期间，月嫂要注意个人卫生，经常剪指甲，不戴任何首饰，以免划伤婴儿，造成不必要的尴尬，避免引起纠纷。

（3）月嫂要自备生活用品，如毛巾、拖鞋、水杯等，以及围裙、帽子等工作用品。

（4）月嫂尽量不为雇主买菜、购物，不动现金。

（5）值得注意的是，月嫂完全不同于传统意义上的保姆，两者之间的区别就是有无专业的产后护理技能。在应聘前，应把服务范围咨询清楚，以免雇佣后因此发生矛盾或者争执。

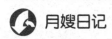 月嫂日记

我每天大概的工作流程

7∶00照顾宝宝，给产妇煲汤，打扫卧室，开窗通风。

8：00给宝宝加必需品（如钙、伊可新）、产妇护理（如乳房护理、妇科保健、形体恢复操等）

10：00给产妇制作上午加餐点心餐。

10：30～11：30给宝宝洗澡，做抚触，做午餐前的准备。

13：00宝宝午睡后，月嫂也利用这个时间休息一小段时间。

15：00给产妇制作下午加餐点心餐。

16：00宝宝这时醒了，给他做潜能开发的训练，做被动操、追视红球、练手抓握。

18：00给产妇制作晚餐。

20：00给产妇洗衣服，给宝宝清洗奶具，消毒，洗衣服。

22：00休息。

后半夜：产妇刚分娩的最初几天里，如果产妇需要再吃点儿点心，可以做一点简单易做的。在这几天里月嫂既要随时随地照顾好宝宝，还要给产妇轻压乳房。月嫂的工作内容要因人而异，每个家庭都不一样，什么事情都要和雇主去沟通，要让雇主认可，以免发生不必要的误会。好多事情都要和雇主商量，比如给产妇轻压乳房、给宝宝洗澡等。总之在做好月嫂的本职工作外，也要注意自己的身体。

夜间如果母乳喂养的宝宝要按需喂养，这时月嫂要先给宝宝换尿布，再叫醒产妇，喂完奶让产妇休息，月嫂给宝宝拍完奶嗝后哄宝宝入睡。如果人工喂养的宝宝至少喂养两次，月嫂得自己独立完成婴儿的喂养任务。

第三章
产妇产褥期常见疾病护理

 学习目标

1. 了解产妇产褥期常见的一些疾病知识。
2. 掌握其正确的护理方法和指导原则。

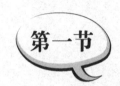

第一节 产妇乳腺炎护理

乳腺炎是初产妇常见的一种病症，轻者不能给婴儿正常喂奶，重者则要手术治疗。但能及早预防或发现后及时治疗，可避免或减轻产女的乳腺炎病症。产前每月在乳头及乳晕上擦一次花生油，妊娠8个月后每日用酒精或温水洗擦乳头、乳晕，使乳头皮肤变韧耐磨，预防产后婴儿吸吮而皲裂。

一、产妇乳腺炎的症状

如果乳房出现乳头疼痛，局部皮肤发红发热；触摸时有疼痛感和硬结；产妇突然高烧39摄氏度以上，并有寒战、畏寒；患侧腋下淋巴结肿大，压迫有痛感，应考虑可能已患乳腺炎。

二、产妇乳腺炎的护理

1.采用母乳过多时挤奶的方法

新生儿还没有吃空乳汁就停止哺乳时，应该将剩余的乳汁及时挤干净。应先洗干净双手，然后用双手的拇指和其他手指配合，轻压在乳晕外的部位；再用拇指和食指同时向下挤压，由轻到重，将乳汁挤出来。将挤出的乳汁接到清洁的杯子里，如果新生儿已经吃饱，可以请产妇家人饮用或放进冰箱进行冷藏保鲜待用。

2.乳房的清洗

月嫂在产妇每次喂奶前后，应用温水洗净产妇乳头及乳晕。

3.局部热敷或用吸奶器

如果产妇已经发生乳汁郁结，月嫂可以局部热敷或用吸奶器帮助产妇将乳汁吸出，也可用双手从产妇乳房四周向乳头方向轻轻推柔。

4.服药、注射退奶

如果产妇在切开排脓后，伤口内有乳汁流出，为避免影响伤口愈合，可服药、注射退奶。

 贴心提示 ▶▶▶

症状较轻的产妇，可以做局部温湿敷，或者外敷中药如意金黄散，还可继续进行母乳喂养。如果症状较为严重的产妇，如发高烧并伴有发冷、发热症状，就应该提醒产妇及时到医院就诊。

5.急性乳腺炎的护理

急性乳腺炎有时症状不明显，会延误诊断。当产妇感到发冷、发热，全身不适，乳房局部红肿疼痛时，月嫂应及时带产妇就诊。早期如用冷敷治疗炎症块不消失，可以用热敷促使产妇吸收，使乳汁畅通，并可以采用抗生素治疗。

第二节 产妇产后感染护理

产妇分娩过程中产道、会阴撕裂的伤口如果没有处理好很容易感染，了解产后感染护理对月嫂的工作有很大的帮助。

一、产妇产后感染的原因

（1）母体因为产前贫血、营养不良或先天体质虚弱等因素。
（2）产妇在分娩过程中，产道、会阴伤口受到感染以及失血所导致。
（3）泌尿道或乳腺发炎等非分娩直接造成的发热感染。

二、产妇产后感染的症状

产妇产后感染的症状如表3-1所示。

表3-1　产妇产后感染的症状

序号	症　状	具体说明
1	会阴、阴道感染	会阴、阴道感染是指产妇除了发热外，感染部位会出现红肿、热痛，会阴缝合处可能出现脓性分泌物
2	子宫内膜炎	子宫内膜炎是指产妇除了会有子宫压痛感外，还会持续出现血性恶露和分泌物
3	盆腔蜂窝织炎	盆腔蜂窝织炎是指产妇除了在下腹与阴道会有压痛外，阴道内侧有肿块，子宫会因为附近的韧带、组织发炎、肿胀
4	感染泌尿道炎、肾盂肾炎	感染泌尿道炎、肾盂肾炎是指产妇常会因为伤口疼痛而不敢小便，而引起小便疼痛、频尿、血尿等不适

三、产妇产后感染的护理要求

产妇产后感染的护理要求如图3-1所示。

| 要求一 | 注意清洗 |

应让产妇注意伤口的清洁，清洗会阴时，可以在水中加碘

| 要求二 | 适当运动 |

应鼓励产妇经常下床行走，可帮助肠胃蠕动，促进产妇排便

| 要求三 | 洗澡护理 |

产妇分娩24小时后，可用热水坐浴，帮助血液循环。先准备一个澡盆，放半盆水，坐泡在水中。每天3～4次，一次10～15分钟，泡到伤口愈合为止。浸泡前后，要先清洗会阴。如果有感染的话，要以淋浴的方式洗澡

| 要求四 | 排便要求 |

告知产妇一有尿意，就立刻排出，以免憋尿而加重感染

图3-1　产妇产后感染的护理要求

贴心提示 ▶▶▶

产妇产后身体虚弱，产妇一不小心便很容易感染，月嫂一定要小心，并且告知产妇一些需要注意的事项。

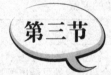
第三节　产妇产后痛护理

一、产妇产后痛的原因

产妇产后痛的原因主要是因为子宫收缩，使子宫能正常下降到骨盆腔内所引起的疼痛。喂哺母乳的产妇，因为新生儿吸吮会使体内释出缩宫素，刺激子宫收缩加重产后痛，不过4～7天这种疼痛会自然消失。

贴心提示 ▶▶▶

产妇在分娩后第1天，子宫维持在脐部高度，然后每天下降一横指；10～14天，子宫会恢复到骨盆腔内的位置；4～6周，恢复到正常体积。

二、产妇产后痛的症状

产妇产后痛的症状是产妇在产后腹部像抽筋般的疼痛症状，尤其是喂哺新生儿母乳时，这种症状就是"产后痛"。

三、产妇产后痛护理的注意事项

月嫂对产妇产后痛进行护理时，应注意以下事项。

1.产妇服药要求

产妇住院期间医生所开的药物，大多是帮助排恶露和子宫收缩剂在内的一些常用药。因此，不要同时服用生化汤，以免子宫收缩过强造成产后痛。

2.产妇睡姿、坐姿要求

月嫂应提醒产妇采用侧睡，避免长时间站立或久坐，以减少该部位的疼痛。产妇坐时，应该在臀部垫个软座垫，也可以减轻产妇的疼痛。

3.按摩减轻疼痛

产妇在分娩后的4～7天，可以在产妇的肚脐下方触摸到一个硬块，这就是子宫的位置。最好在产后前4～7天里，用手掌稍微施力做环形按摩，并用俯卧姿势来减轻疼痛。

4.及时就医

如果产妇仍然感觉疼痛不舒服，影响到休息及睡眠，应让产妇去就医；必要时，可以用温和的镇静药止痛。

 相关知识05： ▶▶▶

如何认清产妇产后痛

许多分娩完后的产妇都会经历"子宫收缩"所引起的疼痛问题，这就是俗称的"产后痛"。这种像抽筋般的疼痛是产妇产后子宫出现正常的收缩现象，主要目的是帮助子宫止血，让恶露与子宫内残余的血块加速排出体外，其意义表示产妇身体复原的情形将会更好。另一方面，由于子宫收缩会加强恶露的排除，若是产后子宫内留有太多的血块或是胎盘组织，子宫也会努力地透过收缩加速上述物体的排出；多胞胎或是羊水过多的产妇也会明显感受到产后痛的症状，但这些都是子宫在收缩的正常反应，能帮助产妇的身体尽快复原。

一般来说，初产妇对于产后痛的感觉较没有经产妇（分娩第二胎以上者）来得明显，甚至不会感受到疼痛。主要因为经产妇的产后子宫收缩是"间歇性"且用力地收缩，让子宫复旧，身体得以复原，因此产后痛的感觉与频率则会较明显；但初产妇由于产后子宫肌肉收缩是"持续性"缓缓的收缩，相对来说，产后痛的感觉便不那么明显。

这也是为什么分娩第二胎的时间较第一胎来得快速，一方面源起于子宫颈曾经因为分娩打开过，相对变得松软；另一方面则与子宫收缩的情形互有关系，子宫收缩将越强也越用力，相对分娩的时间将会减少。

产后痛常与其他产后伴随的疼痛相互混淆，也容易被许多人误解。其实子宫收缩的痛感可以被感触，产妇可以试着感受痛感的来袭频率是否一阵又一阵地出现，且一次性的发作时间不会过长。实际上，产后间歇性的子宫收缩会引起类似于要分娩的痛楚，痛感出现的时间约1～2分钟，通常产后痛会持续2～3天，有些产妇则会持续7天左右。

反之，多数产后产妇腹部出现的疼痛感，可能是受到月子饮食所导致的不舒服现象。很多产后痛的产妇，经检查与观察后，发现是月子期间的饮食所导致的，这是因为坐月子的饮食通常过于油腻；或是产妇平常不常接触的饮食内容，像是蛋白质含量过高可能会让产妇出现胀气的感觉。最后胀气的痛与产后痛就会让许多产妇混淆不清，误将胀气视为产后痛，因为肠胃问题伴随的产后不适或是疼痛的症状，则必须要从饮食上着手改善。

有些医师在产后开立软便的药物，辅助产妇顺利排便，但有些产妇在软便药物的刺激下，会出现倾泻与腹部绞痛的感觉，也会误以为是产后痛。

听起来产后痛似乎常与其他症状互相重叠、甚至搞混，那么如何才能聪明的分辨产后痛是子宫收缩带来的疼痛？还是胀气导致的腹部不适感呢？

产妇可在喂母乳的当下，意识腹部的疼痛或是收缩感便是产后痛，这是因为乳头受到刺激后会引起脑部分泌催产素（一种使子宫收缩的荷尔蒙）。因此，鼓励产妇亲喂母乳，除了让宝宝获取最棒的营养来源之外，同时也加速产妇的恶露排除与身体复原。同时，产后痛也可以借由按摩肚子，去轻轻感受腹部是否有明显的收缩状况，若在按摩肚子时，子宫会出现收缩或是疼痛的感觉，也可能是产后痛所引起。

"产后痛"在医学上有其赋予的解释意义，便是子宫收缩带来的生理现象。不过，因为经产妇出现产后痛，常让有些产妇明显知觉到疼痛欲裂的感受，连带影响生活起居时，通常妇产科医师将会评估产妇的身体状况后，开立止痛药以减缓产后痛带来的疼痛感。

女性在产后若出现轻微的产后痛，只要不会干扰到生活质量的运作，也不至于出现痛到无法入睡或休息的现象时，都是正常的产后生理过程。

最后剖腹产产妇除了会产后痛之外，还有另一个需要注意的疼痛问题便是伤口痛。有些产妇会误将伤口痛以为是子宫收缩的疼痛，两者可是完全不同的状况。随着医疗进步，医生可以在剖腹产上的伤口使用术后止痛药物，同时减缓产后痛与伤口痛。

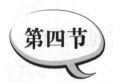

第四节　产妇产后下床眩晕的护理

一、产妇产后下床眩晕的原因

分娩对产妇来说是一次相当大的消耗，而产妇产后较长时间的卧床，机体也不适应直立状态，所以突然起床下地时常有晕厥现象，这主要是头部暂时性缺血所致。因此，产妇在下地前，一定要先在床上坐几分钟，感觉没有什么不适时再下地活动，使机体有一个适应过程。一旦发生晕厥，也不要惊慌，将产妇立即抬到床上平卧一会就会恢复。

二、产妇产后下床眩晕的护理要求

月嫂对产妇下床后产生的眩晕进行护理时，应该注意以下事项。

1.产妇起床时指导

卧床产妇准备离床时，应先抬高床头半卧位适应几分钟，然后慢慢放下两腿悬挂2～3分钟，若无眩晕、视物模糊、出冷汗等症状，才可慢慢地起立。在体位改变过程中，应观察产妇的心率、血压、面色、皮肤湿度等，如有不适则立即平卧。月嫂应告知产妇在产后要多饮温开水，尽早排尿。起床时勿过急，离床活动时应有人陪伴，以免摔倒。应重视产妇的主诉，密切观察生命体征及阴道流血量，若发分娩后出血，查明原因，及时处理。产妇下床的次数慢慢增加后可以先让产妇在床上稍微活动伸展再下床，切记不能让产妇躺着时突然起身下床。

2.产妇上厕所的护理

产妇下床排便前，要先让产妇吃点东西恢复体力，以免其昏倒在厕所。在产妇上厕所的时候，月嫂要陪伴在产妇左右。产妇上厕所的时间如果较久，要告知产妇站起来的时候动作要慢，不要突然站起来。

 贴心提示 ▶▶▶

如果产妇去上厕所时月嫂因其他事不能陪伴产妇，月嫂也一定要叫其熟悉的人陪伴产妇。若产妇上厕所时月嫂不在，要让产妇告知，避免产妇上厕所时出现昏倒的情况而无人知晓。

3.产妇头晕时的护理

如果产妇有头晕现象，要让她立刻坐下来，把头向前放低，在原地休息。给产妇喝点热水，观察她的脸色，等到产妇血色恢复了，再扶她回到床上。

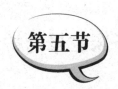

第五节　产妇产后贫血护理

一、产妇产后贫血的原因

产妇产后大量出血，极其容易出现贫血，具体的原因有以下几种。

1.分娩时的失血

足月妊娠时，孕妇平均血量增加约1000毫升，红细胞增加约3200毫升，因此，血红素和血容比都会被稀释，形成生理性贫血。在妊娠期间，因为血浆大量增加而造成的血红素降低并非真正的贫血，而是一种正常的妊娠指标，是在为分娩失血做准备。正常分娩情况下，产妇平均失血约500毫升，但是有一半的自然产及大多数剖宫产妇出血量都超过了500毫升，因此产后失血成为产妇贫血的主因，主要是子宫收缩不良、产道裂伤及胎盘残留所致。

2.恶露过多造成的贫血

恶露是产妇分娩后由阴道流出的分泌物，要一直等到胎盘附着处的子宫壁完全复原才会停止。恶露要持续4～6周，其分泌过程是产后自然清洁的过程，开始量可能很多，以后则逐渐减少。正常的颜色变化是由红转为棕、黄白，直到无色透明，然后停止。如果颜色由棕色转为鲜红且情况持续，则可能是分娩时用力过度而影响了伤口及子宫的复原，必须告诉医护人员，所以恶露量的增多或时间延长也是造成产后贫血的原因。

3.哺乳引发的贫血

营养无法全面而足量的供应，哺乳中大量营养的输出等极易使哺乳妈妈们因营养不良而贫血。

4.日常生活不注意细节导致的贫血

治疗产后贫血在日常生活上也要多加注意，应多休息，不宜过于操劳，产后运动则要视情况而调整，不宜太长、太剧烈。另外，平时须防止晕倒，从蹲、卧姿起立时要缓慢，以免因姿态性低血压而晕倒。当感到有晕眩现象时，应及时坐下或躺下，以防跌倒发生意外。

产后贫血应多加调理，若有贫血症状应及时到医院确诊，并做相应治疗。日常生活月嫂要帮助产妇放松情绪，家人要给产妇营造一种舒适的生活环境。在饮食上要适量增加有"贫血特效药"之称的肝类的比重，由于肝类具有独特的腥味，所以要特别注意新鲜度，并在烹调上多花点工夫，这样才能增进产妇的食欲。其他如猪血、鱼贝、肉类、菠菜等，在烹调上若多下工夫，也有如肝类的补血功效。

二、产妇产后贫血的症状

病情较轻的产妇，除了面色苍白外，无其他明显症状；病情较重的产妇，就可能出现面黄、水肿、全身乏力、头晕、心悸、呼吸急促等症状（见图3-2），因此要及时调治。

病状一 ▷ 面黄

面黄是指产妇产后贫血出现肌肤面黄的情况，主要是产妇在分娩后身体脏器功能没有恢复过来，特别是剖腹产。从中医的角度来说，黄是脾所主的颜色，面黄一般来说是脾虚，得先调理脾。产后肌肤面黄轻者多无障碍，可经坐月子期间慢慢恢复，严重面黄，这对产妇和婴幼儿发育均可造成不良影响，就要及时加以调治

病状二 ▷ 水肿

产后水肿是指妇女产后面目或四肢水肿。一方面是因为子宫变大、影响血液循环而引起水肿，另外受到黄体酮的影响，身体代谢水分的状况变差，身体会出现水肿

病状三 ▷ 头晕

头晕是指产妇产后贫血全身循环血液中红细胞总量减少至正常值以下，导致血红蛋白的数量降低，运输的二氧化碳和氧气无法正常代谢，所以会出现脑部头晕的症状。产后体质虚弱要注意增加营养，保证充足的休息

病状四 ▷ 心悸

心悸指患者自觉心中悸动，甚至不能自主的一类症状。发生时，患者自觉心跳快而强，并伴有心前区不适感。产妇产后贫血，身体亏虚会导致心悸的症状出现

图3-2 产妇产后贫血的症状

三、产妇产后贫血的饮食护理

月嫂给产后贫血的产妇进行护理时，最好是进行食疗。也就是说，要注意产妇的饮食调养。以下是产妇产后贫血不同症状的饮食护理方法。

1.产后肌肤面黄饮食护理

产后肌肤面黄轻者多无障碍，可经坐月子期间慢慢恢复，严重面黄，这对产妇和婴幼儿发育均可造成不良影响，因此要及时加以调治，食疗就是最理想的调治方法。介绍几种调治面黄的药膳食疗方，如表3-2所示。

表3-2　调治产后面黄的药膳食疗方

序号	药膳食疗方	做　　法
1	当归生姜羊肉汤	当归20克，生姜15克，羊肉250克，山药30克。羊肉洗净切片，当归用纱布包好，同山药、姜片放砂锅内加水适量共炖汤，烂熟后放调味品，饮汤食肉，每日一次，连用10～15天
2	羊肝枣米粥	羊肝100克，红枣20枚，枸杞子30克，粳米100克。将新鲜羊肝切条状，入锅加油微炒，投入枸杞子、红枣、粳米同煮成粥，以葱、盐、姜调味，代早餐食，连用半个月
3	瘦肉阿胶汤	猪瘦肉100克，阿胶10克。先将猪肉放砂锅内，加水适量，用小火炖至烂熟，加入阿胶炖化，调味后吃肉喝汤。隔天1次，连服20天

注：以上食疗方的配量可根据实际情况调整，本表仅供参考。

2.产妇产后水肿饮食调理

针对产后水肿，中医会以补肾活血的食疗方法，去除身体水分，现介绍几种调治水肿的药膳食疗方如表3-3所示。

表3-3　调治产后水肿的药膳食疗方

序号	药膳食疗方	配方比例及制作方法
1	薏苡仁红豆汤	将生薏苡仁20克、红豆30克洗净浸约半日，沥干备用。薏苡仁加水煮至半软加入红豆煮熟，再加入冰糖，待溶解后熄火，放凉后即可食用
2	糟鱼肉圆汤	青鱼中段400克，肥瘦猪肉200克，蛋清1份，冬笋、水发冬菇各25克，豆苗15克。青鱼洗净，切成长方块，加少量精盐拌匀，腌半小时，随即将香糟用料酒调稀后，倾入鱼块中拌和，腌2小时待用。冬笋切成片状。肥瘦肉剁成肉末，放在碗内，加入精盐、味精、葱姜汁、蛋清拌匀搅上劲，再加入干姜粉拌和待用。将砂锅置于炉上，倾入清水（约750克），随即将鱼块洗后，和笋片、冬菇一起下锅，加入精盐、味精，待烧开后，端锅离火，将拌好的肉泥做成肉圆，一边做一边放入锅内，制毕后起锅再置炉上，用小火滚烧5分钟左右，撇去浮沫，放入豆苗烫热后，淋入鸡油，即可起锅食用

注：以上食疗方的配量可根据实际情况调整，本表仅供参考。

3.产妇产后头晕的饮食护理

产妇产后因贫血引起的头晕主要治疗方法是吃一些补血膳食，现介绍几种有利于产后贫血头晕的缓解的食谱，如表3-4所示。

表3-4　缓解产后头晕食谱

序号	食疗方	配方比例及制作方法
1	蒸花生桂圆	花生米15克，桂圆肉15克，放碗中加水蒸食。每日1剂，连用数剂，治疗产后贫血有疗效

序号	食疗方	配方比例及制作方法
2	香菇木耳炒猪肝	香菇30克，木耳30克，猪肝100克，油盐共炒，熟食
3	豆腐猪血汤	豆腐200克，猪血250克，大枣10枚，加适量水，油盐调味，煮熟食汤
4	归芪炖鸡	母鸡一只（宰杀去内脏），当归30克，黄芪100克（纳入鸡腹内），加水适量，炖烂，油盐调味，饮汤食肉
5	阿胶枸杞粥	阿胶20克，枸杞子30克，粳米100克，加水适量，先煮粳米、枸杞子为粥后，加入阿胶溶化，可加糖调味，食粥

注：以上食疗方的配量可根据实际情况调整，本表仅供参考。

四、产妇产后贫血调补中的注意点

1.顾护阴液

贫血为阴血亏虚，选择药物或食物时，应避免辛温燥热之品，忌食麻辣、烧烤、油炸，戒烟酒。另外，避免饭后喝茶，因为茶会影响铁的吸收。可以适当食用阿胶，不仅补血，而且能补铁。

2.重视脾胃

脾胃为后天之本，气血生化之源。贫血要注意调补脾胃，并要做到补而不滞、补不碍胃。冰冷和粗糙的食物也要少吃，避免影响脾胃功能。对于消化功能不好的患者，可在进补的同时服用些香砂六君丸。

只有治愈贫血，产妇才能积极地参加适当的运动，才能锻炼身体、促进体力恢复做事才能集中精神、有耐心，才能更好地哺育小孩，营造幸福的家庭。

相关知识06：▶▶▶

孕妇产后水肿

孕妇产后也是会有很多一些特殊的情况出现，有的女性会出现水肿的情况，那么孕妇产后水肿的类型有哪些？从中医的角度来看，产后水肿有以下几类。

（1）脾虚产后水肿。产妇面目四肢水肿，肤色淡黄，神疲乏力，四肢不温，口淡无味，食欲不振，腹胀便溏。

（2）肾虚产后水肿。产妇全身水肿，腰以下为甚，按之凹陷，面色晦暗，心悸气短，四肢逆冷，腰痛腿软。

（3）气虚血亏产后水肿。产妇表现为全身水肿，面色萎黄，口唇色淡，指甲苍白，头晕眼花，心悸气短，神疲乏力。

（4）气滞血淤产后水肿。产妇肿胀首先起于足部，渐至腿腹，胸脘胀闷，神情抑郁，小腹疼痛拒按，恶露量少，颜色黯红。

（5）湿热下注产后水肿。产妇下肢水肿，身重困倦，胸闷脘胀，小便黄赤，尿频涩痛，纳呆，腰部酸胀。

针对产后水肿，可以补肾活血的食疗方法，去除身体水分，以下是两种治疗产后水肿的食谱：

①红糖生姜汤：生姜连皮用水洗净，拍成粒；姜与红糖一起放入瓦煲，用适量水，猛火煲至汤沸；改用慢火续煲45分钟，即可趁热饮用。此汤祛风散寒、活血祛淤、可加速血液循环，刺激胃液分泌、帮助消化、健胃、开胃，生姜连皮有行水消肿的效果。

②豆瓣鲤鱼：带骨鲤鱼肉250克，豆瓣酱30克，葱10克，姜10克，蒜10克，湿淀粉15克，调味料适量。将色拉油入锅，旺火烧至油热时下鱼块炸黄捞出。锅中留少许油，下葱末，姜末、蒜末、豆瓣酱，加酱油、料酒、白糖、鱼块、鲜汤入味，加味精，用湿淀粉勾芡即成。鲤鱼味甘、性平，可利水消肿、下气通乳，特别适合虚弱体质、痰湿体质以及孕妇水肿和产后食用。

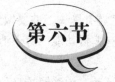

第六节　剖腹产后疤痕的养护

一、什么是剖腹产疤痕

疤痕是手术后伤口留下的痕迹，通常呈白色或灰白色，光滑、质地坚硬。大约在手术刀口结疤2～3周后，疤痕开始增生，这个时候，局部会发红、发紫、变硬并突出皮肤表面。疤痕处有新生的神经末梢，但其是杂乱无章的。

二、什么是剖腹产疤痕增生期

疤痕增生期大约持续三个月至半年左右，之后纤维组织增生逐渐停止，疤痕也逐渐变平变软。颜色变成暗褐色，这时疤痕就会出现痛痒，尤以刺痒最为明显，特别是在大量出汗或天气变化时常常感到刺痒得难以忍受。夏日，出汗时疤痕被汗液浸湿，汗液中的盐分会刺激疤痕内部的神经末梢，于是就会感觉疼痛和奇痒。当天气变化时由于冷热温差和干湿的变化比平时强烈得多，疤痕内的神经末梢能敏感地感受到这种变化。对此，应告诉产妇不要害怕，疤痕的刺痒会随着时间的延长逐渐自行消失。

三、剖腹产后疤痕的养护

剖腹产后疤痕的养护要点如下。

（1）产妇手术后不要过早地揭刀口的痂，过早硬行揭痂会把尚停留在修复阶段的表皮细胞带走，甚至撕脱真皮组织，并刺激伤口出现刺痒。

（2）涂抹一些外用药，如肤轻松、去炎松、地塞米松等用于止痒。

（3）避免阳光照射，防止紫外线刺激形成色素沉着。

（4）改善饮食，多吃水果、鸡蛋、瘦肉、肉皮等富含维生素C、维生素E以及人体必需氨基酸的食物。这些食物能够促进血液循环，改善表皮代谢功能。切忌吃辣椒、葱、蒜等刺激性食物。

（5）保持疤痕处的清洁干燥，及时擦去汗液，告知产妇不要用手搔抓、用衣服摩擦疤痕等方法止痒，以免加剧局部刺激，促使结缔组织炎性反应，引起进一步刺痒并隆起。

（6）当疤痕黑痂去掉后，应立即使用美皮护等硅酮护理敷料来预防疤痕增生，防止疤痕增生突起，色素沉淀增加，影响外观。如果是好多的年的永久疤痕，也可使用其治疗，达到去除增生、消散色素等目的。

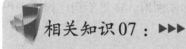 相关知识07：▶▶▶

几种祛疤痕的小方法

剖腹产也称剖官产，剖腹产后不但产妇肚子上会留下疤痕，而且子官也会留下疤痕。很多产妇都非常担心剖腹产后肚子上留下手术疤痕以及妊娠纹，觉得那个疤痕非常难看，想尽一切办法将这道疤痕去掉，以下介绍几种祛疤的小方法。

1.按摩法祛疤

用手掌根部揉按疤痕，每天3次，每次5～10分钟。这方法对于刚脱痂的伤口效果最佳，对于旧伤疤效果比较弱。

2.姜片摩擦法祛疤

生姜切片后轻轻摩擦疤痕，可以抑制肉芽组织继续生长。

3.维生素E涂抹法祛疤

维生素E可渗透至皮肤内部而发挥其润肤作用，同时，维生素E还能保持皮肤弹性。但大家可能对维生素E去疤的功效还不太熟悉。把维生素E胶囊用针戳破，取其内的液体涂抹在疤痕上轻轻抒按5～10分钟，每天两次，持之以恒就会有比较好的效果。

4.维生素C涂抹法祛疤

维生素C具有美白功效，将维生素C涂抹在颜色较深的疤痕上来美白疤痕，可使之与周围健康的肌肤色调一致。

5.薰衣草精油涂抹法祛疤

薰衣草的美容功效很神奇，薰衣草精油淡化疤痕的作用也被广泛认同。不过薰衣草精油对于新疤和8年以上的旧疤效果不明显，对于疤龄1～2年内的伤疤有一定效果。注意精油的使用要特别小心，给疤痕上精油的时候不要涂抹太多没有疤的肌肤。

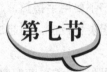

第七节 产妇其他一些疾病的预防与护理

一、尿潴留的预防与护理

1.尿潴留症状

产妇产后6小时不能自主排尿，小腹胀满，称尿潴留。多见于初产妇或产程较长的产妇。

2.尿潴留的预防

在产后4～6小时内，无论有无尿意，都应让产妇主动排尿。可在产后短时间内让产妇多吃些带汤饮食，多喝红糖水，使其膀胱迅速充盈，以此来强化尿意。

3.尿潴留发生后的护理

（1）不习惯卧位排尿的产妇，可以坐起来或下床小便。

（2）用温开水洗产妇外阴部或热水熏外阴部，以解除尿道括约肌痉挛，诱导排尿反射。也可用持缓的流水声诱导排尿。

（3）在产妇耻骨联合上方的膀胱部位，用热水袋外敷，以改善膀胱的血液循环，消除水肿。

如果使用以上方法后产妇仍不排尿，则要让医生处理。

二、尿失禁的预防与护理

生育后，产妇盆底组织松弛，耻骨尾骨肌群张力降低，咳嗽或用力时由于腹内压升高压迫膀胱引起尿失禁。产妇尿失禁护理有以下几个方面。

（1）产后在身体尚未复原之前，不宜过早地剧烈运动或用力过度，如提重物。

（2）尽量避免感冒，因感冒一般会导致咳嗽，咳嗽可引起尿失禁。产妇一旦感冒应及早治疗。

（3）帮助产妇进行缩肛锻炼，即做收缩肛门的动作，每日30次左右。

（4）指导产妇做憋尿动作。每天有意憋尿两次，每次10分钟。

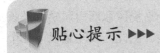 贴心提示 ▶▶▶

缩肛远动怎么做

先收缩腹部、臀部和盆底肌肉10～15秒钟，再放松10秒钟左右，逐渐增加到30～50次，每天早、中、晚各练3遍，3个月为1疗程。休息几天后，继续下一疗程的锻炼。

三、褥汗的预防与护理

在产后最初几天，产妇总是出汗较多，特别是在睡眠时和初睡时，常见产妇衣服、被子都被汗水浸湿，医学上将此种生理现象称为褥汗。产后多汗并非病态，也不是身体虚弱的表现，一般数日内自行好转，不需特殊处理。但要注意以下几点。

（1）产妇出汗后避免受凉伤风。

（2）产妇的内衣要经常换洗。

（3）产妇更衣前用毛巾帮其擦干身上的汗液，保持皮肤清洁卫生。

四、产妇会阴疼痛的护理

产妇会阴疼痛的护理要点如图3-3所示。

要点一 ▷ 用95%酒精纱布湿敷或用50%硫酸镁热敷或用红外线灯泡（无红外线灯泡也可用高瓦数的普通灯泡）光照，每日2次，每次20～30分钟，有利于消肿、减轻疼痛

要点二 ▷ 如果产妇会阴伤口疼痛且局部红肿、触痛、皮肤温度升高，属伤口感染征象，须用抗生素控制感染

要点三 ▷ 缝线拆除后，产妇会阴疼痛会减轻，若伤口硬而疼痛，可以用氦氖激光照射；恶露基本排干净时，可用高锰酸钾溶液或阴道洗剂坐浴，每日2次，每次15分钟，有利于消肿，促使硬结软化，消肿解痛

图3-3 产妇会阴疼痛的护理要点

五、产后感冒的预防与护理

1.产妇感冒的预防

产妇分娩后10天内，一般出汗较多，因为通过排汗可以排出体内积蓄的废物，这是正常的生理现象。但因出汗过多，毛孔张开，易受风寒而引起感冒及咳嗽，这对产后恢复健康是不利的，还会致病，留下病根。因此，要注意以下几个方面。

（1）居室要通风，但要避免直接吹风，无论冬夏都要适当开窗，通风换气，保持室内空气新鲜。

（2）冬天将室温控制在22～26摄氏度，夏季高温时，为避免中暑，室内开空调的温度应控制在28摄氏度左右。最好保持恒温，切忌忽冷忽热。

（3）产妇出汗后要用干毛巾擦汗，不要冷敷。

（4）在坐月子期间，产妇穿衣要适当，过多或过少都不宜。被子也要盖得适当，一会儿盖一会儿又不盖容易受寒。

 贴心提示 ▶▶▶

　　如果家中有人患了感冒，应立即采取隔离措施，房间里还应及时用食醋熏蒸法进行空气消毒，每立方米空间用食醋5～10毫升，加水将食醋稀释2～3倍，关紧门窗，加热使食醋在空气中逐渐蒸发掉。

2.产妇感冒不发高烧的护理

感冒但不发高烧时，要注意以下几点。

（1）产妇需多喝水，吃清淡易消化的食物，服用感冒冲剂、板蓝根冲剂等药物。

（2）尽可能地安排产妇多睡眠、多休息。

（3）为产妇配备口罩，要求其戴口罩给孩子喂奶。

3.产妇感冒伴有高烧的护理

（1）如果产妇感冒伴有高烧，不能很好地进食，身体十分不适，则要送其到医院治疗。

（2）高烧期间可暂停母乳喂养1～2日，停止喂养期间，护理员要协助产妇把乳汁吸出，以保持以后能继续母乳喂养。

（3）要产妇多饮水和新鲜果汁，吃清淡易消化的食物，休息好，这样病情常常能更快地好转。

4.产妇产后感冒的饮食护理

产妇感冒可以通过一些饮食来减轻或者治疗感冒，一些食疗方案如表3-5所示。

表 3-5 产妇产后感冒的食疗方案

序号	食疗方	配方比例及制作方法
1	桂圆大枣汤	桂圆肉30克，生姜6克，大枣10枚。先将桂圆肉、生姜洗净，大枣去核，共放锅内，加水适量。大火煎开，小火再煎25分钟后即可。饮汤，每日2次
2	乌鸡淮山汤	乌骨鸡肉100克，山药30克。先将鸡肉、山药洗净，切块，共放锅内，加水适量。大火煎开，小火再煎45分钟，至鸡肉熟烂即可。饮汤食肉，每日2次
3	胶枣汤	阿胶30克，生姜10克，大枣10枚。先将大枣去核、生姜洗净，共放锅内，加水适量，煎煮25分钟。至枣熟烂，将阿胶纳入汤液中溶化，即可服用。饮汤，每日2次
4	熟地补血汤	熟地25克，当归10克，生姜10克，枸杞子30克。先将熟地、当归、生姜、枸杞子洗净，共放锅内，加水适量。煎煮45分钟后，去渣取汁即可。每日1剂，分2次服

注：以上食疗方的配量可根据实际情况调整，本表仅供参考。

六、产妇中暑的预防与处理

1.产妇中暑的预防

（1）居室要保持清洁，打开门窗，让空气流通，可在床上铺凉席，使用扇子，千万不要用电风扇直吹。

（2）衣着应宽大凉爽。最好为产妇选择真丝或棉织的衣料做贴身的衣裤，衣着宜宽松，胸罩和腰带不宜束缚过紧。如果是夏天分娩的产妇，切忌用布包额头，也不能身穿长衣、长裤和袜子。

（3）在个人的卫生方面，分娩一周后，应每天都用温开水擦洗身体，健康状况较佳时可采用淋浴。

（4）合理调配饮食。为了保证产妇和新生儿的营养，尽量使产妇在夏天要保持食欲，多吃新鲜蔬菜，如黄瓜、西红柿、扁豆、冬瓜等；多吃新鲜豆制品，常吃用鸡肉丝、猪肉丝、鸡蛋、紫菜、香菇做的汤，经常变换菜肴样式。另外，要注意让产妇少吃油腻的食物。产妇下肢若无明显浮肿可喝一些含盐的饮料，以补充出汗损失的盐分。

2.产妇中暑的护理

当产妇中暑应迅速降温，积极防止休克。产妇中暑的护理方法如图3-4所示。

方法一	开窗通风、降低周围环境温度（室内洒些凉水，放冰块降温等），到通风较好的凉爽处休息（注意不要对着风口）
方法二	解开产妇的衣服，让产妇多饮些淡盐水或服十滴水、仁丹、解暑片、藿香正气水等，短时间内即可好转
方法三	如果产妇体温超过40摄氏度，有说胡话、昏迷、呕吐、血压下降等症状时，应让其侧卧，头向后仰，保证其呼吸道畅通。在呼叫救护车或通知急救中心的同时，可用湿毛巾或用30%～50%的酒精擦浴前胸、后背等处

图3-4　产妇中暑的护理方法

七、产后便秘的防范与调理

1.产后便秘的原因

（1）由于妊娠晚期子宫长大，腹直肌和盆底肌被膨胀的子宫胀松，甚至部分肌纤维断裂，产后腹肌和盆底肌肉松弛，收缩无力，腹压减弱，加之产妇体质虚弱，不能依靠腹压来协助排便，解大便自然变得困难。

（2）产妇在产后几天内多因卧床休息，活动减少，影响肠蠕动，不易排便。

（3）产妇在产后几天内的饮食单调，往往缺乏纤维素食物，尤其缺少粗纤维的摄入，这就减少了对消化道的刺激作用，也使肠蠕动减弱，影响排便。

2.产妇便秘的防范

产妇便秘的防范要点如图3-5所示。

要点一	产妇在分娩后，应适当地活动，不能长时间卧床。告知产妇产后前两天应勤翻身，吃饭时应坐起来。产后两天应下床活动
要点二	在饮食上，要多注意： (1) 建议产妇多吃纤维多的食品，如山芋、粗粮、芹菜等 (2) 建议产妇多吃水分多的食品，如雪梨等富含水分的水果 (3) 建议产妇多吃能够促进肠蠕动的食品，如蜂蜜、香蕉、芋头、苹果等 (4) 建议产妇多吃富含有机酸的食品，如酸奶有帮助消化与通便的功能，可常饮用 (5) 建议产妇多吃含脂肪酸的食品，如花生米、松仁、黑芝麻、瓜子仁等
要点三	平时应保持精神愉快、心情舒畅，避免不良的精神刺激，因为不良情绪可使胃酸分泌量下降，肠胃蠕动减慢

图3-5　产妇便秘的防范要点

3.产妇便秘的调理

调理原则是以补血、养阴、润肠为主，尽量采用食疗，多吃易消化的食物，适当吃青菜及粗纤维的食物。

以下介绍几种预防及治疗便秘的食谱，如表3-6所示。

表3-6 预防及治疗便秘的食谱

序号	食谱名	配方比例及制作方法
1	芹菜茭白汤	取新鲜茭白100克，旱芹菜50克，水煎服，每日一剂，可辅助治疗便秘
2	油菜汁	取洗净的新鲜油菜捣绞取汁，每次饮1小杯，每日饮用2～3次，可辅助治疗便秘
3	茼蒿汤	取新鲜茼蒿250克，做菜或做汤吃，每日一次，连续吃7～10天，可辅助治疗便秘
4	韭菜粥	韭菜50克，粳米50克，将韭菜洗净切碎，同粳米共同放入锅中，加水煮粥，可治疗便秘
5	荸荠粥	荸荠250克，糯米100克，白糖100克，荸荠去皮、切丁，糯米淘洗干净，将荸荠、糯米入锅中，加水适量，煮成粥，待熟时加入白糖稍炖即成，早、晚餐服食，对治疗便秘有一定效果
6	黄豆皮汁	黄豆皮200克，煎水，加入蜂蜜适量，分次服饮，对便秘有一定治疗作用
7	蜂蜜芝麻糊	蜂蜜180克，黑芝麻30克研碎，调和蒸熟，每天食用2次
8	红薯粥	将红薯500克，洗净削去外皮，切成块放在锅内，加水适量，煎至熟烂，再加少量白糖调味，让产妇在临睡前食用
9	牛奶加蜂蜜	牛奶加少量蜂蜜煮沸，加葱汁数滴，每日早晚空腹服

注：以上食谱的配量可根据实际情况调整，本表仅供参考。

🐧 月嫂日记

别看有的产妇奶水多，宝宝够吃，还是需要提醒产妇平时多注意她的乳房情况。我以前在给一位新妈妈做乳房保健时，我发现她的乳房有一个黄色的结痂在上面，奶孔的奶水出不来，她自己说，怪不得这段时间我一直觉得上面的乳房不对劲。

产妇乳房乳腺容易堵塞，我在给产妇挤奶或是催乳的时候都会检查下产妇乳房是否有结块，同时也会告诉产妇要勤于检查乳房是否有结块或不适。产妇乳房护理好了，也可以省去很多其他的工作，比如乳腺炎、催乳等护理工作。

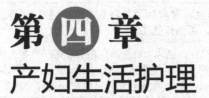

第四章
产妇生活护理

学习目标

1.了解产妇的饮食要求、忌讳，掌握一些基本的月子餐制作方法。

2.了解产褥期的检查要求，掌握产褥期的护理及卫生指导方法。

3.了解产妇的睡眠要求，掌握其护理方法。

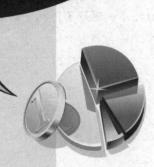

第一节　产妇饮食护理

一、产妇饮食的安排

产后1～2天，产妇的消化能力较弱，应摄入易消化食物，最好是流质或半流质食物，如牛奶、豆浆、藕粉、糖水煮鸡蛋、蒸鸡蛋羹、馄饨、小米粥等。不要吃刺激性的食物。

产后3～4天，应开始给产妇喝鲤鱼汤、猪蹄汤之类的催奶食物。但也要注意不要让产妇喝过多的汤，避免乳房乳汁过度淤胀。

产妇饮食的具体安排如表4-1所示。

表4-1　产妇饮食的安排

时　间	目　　的	饮食安排
第一周	促进恶露排出和伤口愈合	（1）以口味清淡的猪肝料理、山药排骨、豆腐为主，配合玫瑰姜母茶、紫米粥、红枣银耳汤 （2）可以给产妇吃些清淡的荤食，如肉片、肉末、瘦牛肉、鸡肉、鱼等，配上时鲜蔬菜一起炒，如芦笋牛柳、菠萝鸡片、青椒肉片、茄汁肉末这样的家常小炒 （3）可以让产妇少吃白米，改吃糙米、胚芽米、全麦面包 （4）可以让产妇吃些橙子、柚子、猕猴桃等开胃的水果
第二周	补血	（1）多吃补血食物并补充维生素，如可以给哺乳妈妈多吃花生炖猪蹄、通条（一味中药）鱼汤 （2）为了防止产后腰酸背痛，可以在给产妇做菜时加点杜仲 （3）产妇每天要补充2000～2500毫升水分 （4）苹果、梨、香蕉能减轻产妇便秘症状并且富含铁质，动物内脏更富含多种维生素，是完美的维生素补剂和补血剂。比如麻油炒猪心、大枣猪蹄花生汤、鱼香猪肝等，加入少许枸杞、山药、茯苓等
第三～四周	恶露基本排清，进入进补期，进行催奶	此时以热补为好，做菜时适当加米酒，以促进产妇血液循环，帮助其恢复体力。如鲫鱼汤、昂子鱼汤、猪蹄汤、排骨汤都是公认很有效的催奶汤。如果加入通草、黄芪等中药，效果更佳

二、月子里的饮食要点

一般而言，凡含有营养的食物，月子里均可食用，如各种肉食、鱼类、蛋类、蔬菜、水果、豆制品等。具体而言，产妇月子里所需食物如表4-2所示。

表4-2 产妇月子里所需食物

序号	食物	功 效
1	鸡蛋	鸡蛋中蛋白质及铁含量较高，并含有许多其他营养素，且容易被人体吸收利用，还无明显的"滞胃"作用、对于产妇身体康复及乳汁的分泌很有好处。鸡蛋的吃法可采用多种形式、如蒸蛋、水煮蛋等，每日以3个为宜
2	红糖	红糖含铁量比白糖高1～3倍。产妇产后失血较多，吃红糖可以促进生血。红糖性温，有活血作用，对于产后血虚多淤生巡病特点尤为适合，能促进淤血排出及子宫复旧
3	营养汤	鸡汤味道鲜美，能促进食欲、增加乳汁分泌以及有利于产妇身体康复；也可以用炖猪蹄汤、鲫鱼汤、排骨汤、牛肉汤等与鸡汤轮换食用
4	米粥	稀饭或小米粥除含多种营养成分外，还含较高的纤维素，有利大便排出。米粥质烂，并含有较多水分，有利于消化及吸收
5	生姜	在分娩后的第一周，熬的红枣汤要加两片生姜，帮助产妇子宫内恶露的排泄，冬天可以抵御寒气，夏天可以预防中暑。生姜可以促进血液循环、提神、健脑
6	挂面	挂面营养较全面，在场中加入鸡蛋，食用方便，富有营养且易消化
7	黑豆	黑豆含有丰富的植物性蛋白质及维生素A、维生素B、维生素C，对脚气浮肿、腹部和身体肌肉松弛者也有改善功效
8	芝麻	芝麻含钙高，多吃可预防产钙质之流失及便秘
9	猪心	猪心有强化心脏的功能；猪蹄能补血通乳，可治疗产后缺乳症；猪腰有强化肾脏、促进体内新代谢、恢复子宫机能、治疗腰酸背痛等功效；猪肝适合在早上、中午食用
10	桂圆	桂圆有针对产后气血不足导致的体弱、乏力、胃纳差、失眠等进行补益，促进产后恢复。如桂圆大枣粥等
11	蔬菜	蔬菜含有多种维生素，尤其要多食绿叶蔬菜。西芹纤维质高，多吃可预防产妇便秘。红萝卜含丰富的维生素A、维生素B、维生素C，是产妇的最佳菜肴。莲藕排骨汤可治疗坐月子期间的贫血症状，莲藕具有缓和神经紧张的作用
12	新鲜水果	新鲜水果色鲜味美，能促进食欲，还具有帮助消化及排泄作用，产妇每日可适当吃一些

🗨 三、催乳食物

产妇要多吃催乳食物，红糖水、芝麻、大枣、牛奶、豆浆、小米粥、鸡汤、肉汤、鱼汤、虾肉、猪蹄、母鸡、花生、黄豆、黄花菜、鲤鱼（鲤鱼可促进子宫收缩、帮助去瘀血，还有利尿消肿、催乳的作用）、鲫鱼、墨鱼等均为下乳佳品。其他还有如猪肝、豆制品、红小豆、豌豆、丝瓜、花生、芝麻等。丝瓜可炒鸡蛋，或做鸡蛋丝瓜汤等。汤类是促进乳汁分泌的不可缺少的食物。如排骨汤、牛肉汤、鸡汤、阿胶瘦肉汤、大枣木耳汤、枸杞鲫鱼汤、花生当归猪蹄汤等。

四、产妇饮食忌讳

产妇刚分娩后，饮食上要格外注意，不能随便吃想吃的食物。产妇月子里有些忌讳需要注意。

1.忌过早大量喝汤

如果新生儿刚刚落地就让产妇大量喝汤，容易使产妇大量分泌奶水，而刚刚出生的新生儿胃容量小，吸吮力也较差，吃得也少，过多的奶水会淤滞于乳腺导管中，导致乳房发生胀痛。加之产妇的乳头比较娇嫩，容易发生破损，一旦被细菌感染就会引起乳腺感染，乳房出现红、肿、热、痛，甚至化脓，不仅造成产妇痛苦，还会影响正常哺乳。

因此月嫂在产妇产后不宜过早地为其催乳，适宜在分娩1周后逐渐增加喝汤的量，以适应新生儿进食量渐增的需要。即使在一周后也不可无限制地喝汤，正确做法以不引起乳房胀痛为原则。

2.忌给产妇喝浓汤

浓汤是指给产妇做的脂肪含量很高的汤，如猪脚汤、肥鸡汤等。产妇食用过多高脂肪食物，会使奶水中的脂肪含量增加，而这种高脂肪奶水不能让新生儿很好地吸收营养，还容易使他们发生腹泻。同时，产妇摄取过多的高脂肪容易引起身体发胖，使身材难以尽快恢复。

月嫂应给产妇多做一些富含蛋白质、维生素、钙、磷、铁、锌等营养素的清汤，如精肉汤、蔬菜汤、蛋花汤、鲜鱼汤等。并且要提醒产妇，汤和肉要一同吃，这样才能真正摄取到营养。

3.忌喝红糖水太久

红糖固然具有益气养血、健脾暖胃、驱散风寒、活血化淤的功效，可以帮助产妇补充碳水化合物和补血，促进恶露排出，有利于子宫复位。但饮用红糖水若过多，会损坏产妇的牙齿，如果在夏天里坐月子的产妇喝得过多，还会导致出汗过多，使身体更加虚弱，甚至引起中暑。另外，红糖水喝得过多会增加恶露中的血量，造成产妇继续失血，反而引起贫血。

产妇在产后喝红糖水的时间，以7～10天为宜，月嫂在护理时应该注意这一点，若产妇家中老人反对，则要把其原因耐心地向他们解释。

4.忌产后服用鹿茸

鹿茸具有补肾壮阳、益精养血之功效，对于子宫虚冷、不孕等妇科阳虚病症具有较好的作用。但产妇在产后容易阴虚亏损、阴血不足、阳气偏旺，如果服用鹿茸会导致阳气更旺、阴气更损，造成血不循经等阴道不规则流血症状。

所以，在饮食方面，千万要注意不要为其准备鹿茸，有的老人会认为产妇身体虚弱，在鸡汤、骨头汤中加一些鹿茸进去，月嫂一定要劝阻，告知他们这一道理，同时，劝其在中医指导下服用一些适宜的药膳或保健品调理体质。

5.忌吃巧克力

巧克力中所含的可可碱能够进入母乳，通过哺乳被新生儿吸收并蓄积在体内。久而久之，可可碱会损伤新生儿的神经系统和心脏，并使肌肉松弛，排尿量增加，导致新生儿消化不良，睡觉不稳，经常爱哭闹。

在哺乳期间偶尔尝一点还可以，但不宜经常食用，若产妇经常食用，月嫂则要耐心地向她讲解巧克力对婴儿的影响。

6.忌剖腹产术后吃胀气食物

牛奶、糖类、黄豆、豆浆、淀粉等食物在食用后会促使肠道产气，从而使产妇发生腹胀。剖腹产手术会使肠肌受到刺激，导致肠道功能受抑，肠蠕动减慢，肠腔内有积气，容易在术后产生腹胀。所以，这些食物在术后若食用过多会更加重腹胀，也不利于伤口愈合。因而，不要给产妇制作这些胀气食物，同时也叮嘱产妇不要吃这些食物。

（1）产后6小时适宜食用一些排气类食物，如萝卜汤等，以增强肠蠕动，促进排气。

（2）待24小时胃肠功能恢复后，进食流食1天，如蛋汤、米汤等。

（3）当产妇排气后，饮食可由流食改为半流食，适宜进食富有营养并易消化的食物，如蛋汤、烂粥、面条、馄饨等，然后依产妇体质把饮食逐渐恢复到正常。

7.忌吃硬、咸、生冷食物

产妇在产后身体虚弱，活动量较小，吃硬食容易造成消化不良；咸食中含盐较多，容易引起产妇体内水钠潴留，造成浮肿；夏季坐月子，产妇产后过早食用如冰淇淋、冰镇饮料和过凉的拌菜等，不仅会影响牙齿和消化功能，还容易损伤脾胃，不利于恶露排出；另外，产妇的胃肠功能较弱，过饱进食会影响胃口和消化食物的功能。

正确的做法是不要为产妇提供过硬、过凉的饮食和咸食。当然，也不可完全忌盐，产后排汗、排尿增多，体内盐分丢失增多，需要摄取适量的盐，所以在菜和汤里还是要加适量的盐，但以清淡为宜。

8.忌刚生完新生儿就节食减肥

刚生完新生儿产妇就开始迫不及待地节食。这种做法不仅损害产妇自身的健康，不利于身体康复，而且也不能保证为新生儿提供足够的营养。

产妇所增体重大多是脂肪和水分，如果给新生儿哺乳，增加的脂肪不一定够用，还需动用身体里原来储存的脂肪。而且，节食使产妇不能保证每天吃到各种营养丰富的食物，使身体保持一定的热量，由此不能满足新生儿的营养需要，保证自身的康复。

产后不宜采取节食的方法减肥，特别是哺乳者。如果体重过重，可以在辅导其进行锻炼，或者建议其在专业人士指导下进行适宜的健身锻炼。而在饮食上，则多做一些蔬菜，其实有利于产妇身体减重。

9.忌月子里饮用茶水

月子里的产妇不宜喝茶水。因为茶水中含有鞣酸，它可以与食物中的铁相结合，影响肠道对铁的吸收，促使产妇发生贫血。而且，茶水越浓鞣酸含量越高，对肠道吸收铁的影响越大；茶叶中含有的咖啡因在饮用后，会刺激大脑兴奋，不容易入睡，影响产妇的睡眠，不利于身体恢复；同时，茶水里的咖啡因还可以通过乳汁进入新生儿体内，使新生儿发生肠痉挛，出现无由啼哭的现象。

正确的做法是不给产妇泡茶水，若产妇执意要喝，月嫂要耐心地向她讲解茶水对婴儿的影响。同时，要积极准备一些新鲜果汁及清汤，这是对产妇是一种很好的饮料。其中既富含维生素，又富含矿物质，可以促进产妇身体恢复，尤其是产妇夏天坐月子。

 贴心提示 ▶▶▶

产妇最好是不要喝茶，茶容易带走母体钙质，从而降低母乳里钙含量，而且茶叶里茶含有咖啡因，对宝宝神经中枢不太好。茶还是利尿的，水分从尿液走了，乳汁就会相对少点。如果产妇非要喝茶水，一定要让她喝点清淡一些的。

五、为产妇制作营养餐

1.制订月子餐菜谱

产妇在坐月子期间，需要均衡的营养素、多量的汤汁、多样化的主食、丰富的水果蔬菜，总计大约每日3000大卡热量的摄入。每天1～2杯牛奶，2～3个鸡蛋。中、晚餐要有荤菜、素菜、汤，加餐可选择小点心、水果等。早餐和晚上加餐，可以选择多种多样的粥和馄饨等。每天的主食可以多种变化。在这里仅提供几种月子餐食谱仅供参考，如表4-3所示。

表4-3　月子餐食谱

序号	食物种类	具体菜谱
1	主食	主食可选择米饭、青丝卷、豆沙卷、糖包、肉龙、糖花卷、千层饼等
2	素菜	素菜可选择白菜豆腐、鸡蛋炒菠菜、胡萝卜豆腐丝、西红柿鸡蛋、清炒油麦菜、鲜蘑油菜等
3	汤	汤可选择鲫鱼汤、乌鸡汤、甲鱼汤、花生排骨汤、莲藕猪脚汤、番茄牛肉汤、小白菜丸子汤、羊肉冬瓜汤等
4	荤菜	荤菜可选择红烧鸡翅、海带炖肉、清炒虾仁、红烧鱼块等
5	早晚加餐	早晚加餐可选择莲子红枣粥、小米红糖粥、百合红豆粥、小枣绿豆粥、玉米面粥、酒酿蛋花、疙瘩汤、鸡汤馄饨、鸡汤龙须面等

2.产妇就餐的次数

由于产妇不定时哺乳，还需要每日增加就餐的次数，一般为每日6餐。每日分为早、中、晚3次主餐和上午10点、下午3点、晚上9点3次加餐。

3.采购食材

要选择没有，或少有农药污染的绿色蔬菜水果，在正规商店里购买经过国家检疫合格的肉类品。

4.月子餐制作后的清洁

月嫂在做完饭后，应做好以下事情。

（1）将使用过的炊具，清洗干净后再放回原处。

（2）将灶台灶具周围清理干净；清扫地面并用拖把擦干净。

（3）产妇就餐后，月嫂应收拾好餐具，清洗干净，并将可以保留的汤菜加保鲜膜放入冰箱。

 贴心提示 ▶▶▶

在产妇产后5～7天内，饮食应以软饭、蛋汤等为主，不要吃过于油腻之物，特别应忌食大蒜、辣椒、胡椒、茴香、酒、韭菜等辛辣温燥食物。还应忌食生冷、坚硬食品，以保护脾胃和防止牙齿松动。

六、剖腹产产妇的饮食护理

1.手术后6小时内的饮食护理

产妇在手术后6小时内，应当禁食。这是因为手术容易使肠子受刺激而使肠道功能受到抑制，肠蠕动减慢，肠腔内有积气。因此，手术后会有腹胀感。

2.产后第一天（6小时以后）的饮食护理

产后第一天（6小时以后）产妇可以饮用一些排气类的汤，如萝卜汤等。以增强肠蠕动，促进排气、减少肚胀；同时也可以补充体内的水分。但一些容易发酵产气多的食物，如糖类、黄豆、豆浆、淀粉类食物，产妇应该少吃或不吃，以

 贴心提示 ▶▶▶

春夏秋冬四季由于温度差异大，因此产妇的饮食必须有所调整，否则会有副作用发生。一般传统的坐月子饮食，性质温热，适用于冬季，春秋时节生姜和酒都可稍稍减少，若是夏天盛热之际，可不用酒烹调食物，但是姜片不可完全不用。

防腹胀更加严重。

3.产后第一个星期的饮食护理

当产妇排气后，饮食可由流质改为半流质，食物宜富有营养且容易消化。可以选择蛋汤、烂粥、面条等，然后依产妇体质，饮食再逐渐恢复到正常。这个阶段产妇千万不要急于喝一些油腻的下奶汤，例如鸡汤、肉汤等。

🦢 月嫂日记

我在服务产妇的过程中，对于产妇的饮食作了如下规定。

1.产妇饮食原则

产妇吃的食物要松软、可口、易消化吸收；不宜食用生、冷、硬的食物；不宜过度、过快进补。同时遵循少吃多餐、干稀搭配、荤素相宜、清淡适宜原则。

2.产妇的一日饮食

产妇每天饮食一般应包括：粮食400～600克，蛋类200克（4个），肉类200～250克，豆制品50～100克，牛奶250克，汤水1000～1500毫升，蔬菜500克（其中绿叶菜不少于250克）。

3.产妇的催乳食谱

（1）阿胶大枣羹。阿胶250克，大枣1000克，核桃500克，冰糖500克。将核桃除皮留仁，捣烂备用。将大枣洗净，兑适量水放锅内煮烂，用干净纱布滤去皮核，置入另一锅内，放入冰糖、核桃仁文火炖之。同时，将阿胶放碗内上屉蒸烊化后，加在大枣、阿胶锅内熬成羹即成。产后每日早晨服2～3汤匙，有补气血、调脾胃、润燥滋阴作用。

（2）花生大米粥。生花生米（带粉衣）100克，大米200克，将花生捣烂后放入淘净的大米里煮粥。粥分两次（早午或早晚各一次）喝完，连服3天。花生米富含蛋白质和不饱和脂肪，有醒脾开胃、理气通乳的功效。粉衣有活血养血功能。此粥对产妇产后血虚有一定疗效。

（3）猪蹄通草汤。猪蹄1只，通草3克，加水1500毫升，放入锅（砂锅为佳）内共煮，先用武火，水开后改文火，煮1只猪蹄，连续服3～5天。猪蹄在午餐时吃掉。因猪蹄含丰富的蛋白质和脂肪，有较强的补血、活血作用。通草可利水，通乳汁。二者配伍，对产妇有康复身体、通乳之功效。

（4）猪骨通草汤。猪骨（腔骨、排骨、腿骨皆宜）500克，通草6克，加水1000毫升，熬1～2小时，熬成猪骨汤约1小碗，加入少许酱油，一次喝完，每日喝一次，连服3～5天。猪骨有补气血、生乳作用，对产妇有通乳汁、补身体、促康复的功效。

（5）清淡肘子。猪肘子1只，当归身、王不留行各1份。三者按100∶2∶2

比例，用清水文火炖煮至烂熟。午餐吃肉，晚餐喝汤。当归为补血调经的妇科要药，且有润肠通便作用。王不留行有行血调经、催乳、消肿功效。猪肘肉具有丰富的蛋白质和脂肪。三者相配，有活血补血、通经下乳、强健身体作用，对产后无乳且体虚者尤宜。

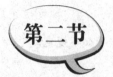

第二节 产妇产褥期卫生护理

产妇分娩后，身体会发生许多变化，需要一段时间的整修才能使生殖器官及全身（除乳房外）恢复到非孕状态，这种生理变化约需42天才能完成，这段时间称为产褥期。

产妇能否康复如初，产褥期是关键阶段。在这段时期里，一定要注意做好产褥期保健，才能更好地完成产后的恢复。月嫂应仔细观察产妇产褥期的变化，进行卫生指导，并及时发现和处理异常情况。

一、产妇产褥期的检查

产妇分娩后一周内，身体体质发生了重大的变化，因此要检查身体部位的各项情况，检查包括以下重点。

1.子宫收缩情况

产褥期第一天子宫底为脐平，以后每天下降1～2厘米，产后10～14天降入骨盆，经腹部检查触不到子宫底，检查有无压痛。

2.恶露的情况

产妇分娩后随子宫蜕膜特别是胎盘附着物处蜕膜的脱落，含有血液、坏死蜕膜等组织经阴道排出称为恶露。恶露由血液、坏死膜组织及黏液组成。正常的恶露有些血腥味，但是不臭，总量大约为500～1000毫升。一般情况下，恶露大约在产后3周左右就干净了。产妇恶露的情况如表4-4所示。

要注意观察（或辅导产妇自己观察）产妇的恶露情况是否正常，尤其是要注意恶露的质与量、颜色与气味的变化，可以估计子宫恢复的快慢，有无异常。

在产褥期，产后子宫的重量将从1000克减少到50～60克，体积也不断缩小，6周后恢复到孕前大小。子宫复旧好坏，可以从子宫底下降和恶露情况来估计。有的产妇恶露淋漓不断，到"满月"时还有较多的血性分泌物，有臭味，产妇自己觉得下腹部痛、腰酸；产后6周检查时，子宫还没有恢复到正常大小，质地软，有压痛等，都是子宫复旧不全的表现。

金牌月嫂从入门到精通

表4-4 产妇恶露情况表

序号	恶露种类	恶露情况
1	红色恶露	产后第一周，恶露的量较多，颜色鲜红，含有大量的血液、小血块和坏死的蜕膜组织，称为红色恶露。红色恶露约持续3～7天
2	浆性恶露	1周以后至半个月内，恶露中的血液量减少，较多的是坏死的蜕膜、宫颈黏液、阴道分泌物及细菌，使得恶露变为浅红色的浆液，此时的恶露称为浆性恶露
3	白色恶露	半个月以后至3周以内，恶露中不再含有血液了，但含大量白细胞、退化蜕膜、表皮细胞和细菌，使恶露变得黏稠，色泽较白，所以称为白色恶露。白色恶露可持续2～3周

有些恶露属于异常情况，应当引起注意。

（1）如果孕妇产后2周，恶露仍然为血性，量多，伴有恶臭味，有时排出烂肉样的东西，或者胎膜样物，子宫复旧很差，这时应考虑子宫内可能残留有胎盘或胎膜，随时有可能出现大出血，应立即去医院诊治。

（2）产后发分娩褥感染时，会引起子宫内膜炎或子宫肌炎。这时，产妇有发热、下腹疼痛、恶露增多并有臭味等症状。这时的恶露，不仅有臭味，而且颜色也不是正常的血性或浆液性，而呈混浊、污秽的土褐色。

3.产后访查

按照医生要求定期返院接受追踪检查。包括产后访视和产后健康检查，具体内容如表4-5所示。

表4-5 产妇产后访查内容

序号	访查项目	具体内容
1	产后访视	产后访视至少3次。第一次在产妇出院后3日内，第二次在产后14日，第三次在产后28日。了解产妇及新生儿健康状况，内容包括了解产褥期饮食、大小便、恶露及哺乳情况，检查两侧乳房、剖宫产腹部伤口等
2	产后健康检查	产妇应在产后42日到医院做产后健康检查，测血压、查血尿常规、B超。了解哺乳、子宫复旧情况，观察盆腔内生殖器是否已恢复到非孕状态。最好同时带婴儿来医院做一次全面检查

4.腹部、会阴伤口愈合情况

检查伤口有无渗血、血肿及感染情况，发现异常应动员产妇到医院诊疗。

5.全身情况

了解产妇的一般情况、精神、睡眠、饮食及大小便等。需要做一些测量。产妇全身情况的测量检查如表4-6所示。

表4-6　产妇全身情况的测量检查

序号	测量项目	具体内容
1	测血压	产后正常血压一般在90～140毫米汞柱,发现产后血压升高应及时求助医生
2	测脉搏	由于胎盘循环停止、循环血量变少,加之产褥期卧床休息,产妇脉搏较慢但规律,为60～70次/分
3	测体温	产妇产后24小时内由于分娩疲劳,体温轻度升高,一般不超过38摄氏度。产后3～4天,因乳房肿胀,体温有时可达39摄氏度,持续数小时,最多不超过12小时,如产后体温持续升高,要查明原因与并鉴别是否是产褥感染
4	测呼吸	因产后腹压减低、膈肌下降、呼吸深且慢,约为14～16次/分,当产妇体温升高,呼吸和脉搏均加快。应注意心肺的听诊,如有异常应及时报告
5	产后排尿功能的检查	产钳、剖腹水、滞产的产妇要特别注意排尿功能是否通畅,预防尿路感染,指导产妇多饮水
6	乳房的检查	检查产妇乳头有无皲裂,乳腺管是否通畅,乳房有无红肿、硬结,同时还要检查产妇乳汁的分泌量

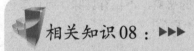

相关知识08：▶▶▶

产后高血压

产后高血压是妊娠高血压的一种,因其产后发病,被称作产后高血压。引起产后高血压有以下几个原因。

原因一：原发性高血压。部分病人由于本身有高血压易患因素存在,妊娠期激发引起妊高征,产后即成为原发性高血压。妊娠是促发因子。如生育期患过妊高征的妇女,到中老年得高血压的有50%～70%。

原因二：肾性高血压。原来患有肾脏疾病,如肾炎或慢性肾盂肾炎。妊娠前未曾发现患有该病,或因病情轻未引起注意,妊娠后激发表现出来,发生妊高征。虽然妊娠终止了,但原有肾性高血压加重了,产后的高血压也不能降至正常。

原因三：神经系统激发性高血压。由于产后精神紧张,孩子哭闹,劳累,睡眠不足,或家庭纠纷,月子里精神不愉快等因素激发引起产后高血压。

原因四：产期应用升压药物引起的。可能由于妊高征在分娩时大出血,血压下降,医生用过升压药物,使血管对这种药物及其他因素敏感性增加而致产后高血压。

月嫂要建议产妇低盐饮食,低脂肪饮食,一定要禁烟、酒,避免情绪激动。如果产妇有高血脂必须同时治疗,否则降压效果不好。

二、产妇产褥期的护理及卫生指导

作为一名专业的月嫂，要注意产妇产褥期的卫生清洁问题，才能更好地护理好产妇。关于产妇产褥期的护理和卫生指导，有以下几个方面。

1.产妇外阴的清洁

产妇外阴的清洁包括清洗下身和保持会阴部清洁。

（1）清洗下身。应该每日清洗下身一次，产后恶露、分泌物等若不及时清洗，容易上行感染，引起妇科炎症。清洗下身时，先将不锈钢或瓷质容器、纯棉毛巾开水煮烫，净手，准备温水（可加适量高锰酸钾）适量，用流水的方法冲洗，洗净后用毛巾擦干。

（2）保持会阴部清洁。用消毒会阴垫，保持会阴部清洁，预防感染。若伤口肿胀疼痛，可用75%的乙醇液纱布湿敷，还可用0.01% ～ 0.02%高锰酸钾水进行坐浴。

2.指导产妇刷牙

产妇产后的刷牙与未妊娠前的刷牙有些不一样，月嫂须指导产妇，产妇刷牙需注意的事项如表4-7所示。

表4-7 产妇刷牙的注意事项

序号	方 法	具体内容
1	刷牙前要用温水将牙刷泡软	每天早上和临睡前各刷一次。用餐后要漱口，如能用药液漱口最理想。饭后漱口和晚上刷牙后就不要再吃东西，特别不要吃甜食。若有吃宵夜的习惯，宵夜后再刷一次牙
2	产后3天内最好用指刷法	指刷有活血通络，坚齿固牙，避免牙齿松动的作用，具体操作方法是将右手示指洗净，或用干净纱布缠示指，再将牙膏挤于指上，犹如使用牙刷样来回上下揩拭，然后用食指按摩牙龈数遍
3	刷牙的方法	不能"横冲直撞"，也不要横刷，要用竖刷法，顺序应从上往下刷，下牙从下往上刷，咬合面上下来回刷，而且里里外外都要刷到，这样才能保持牙齿的清洁
4	药液含漱	用中草药水煎液或水浸泡以后，用药液漱口。如用陈皮6克、细辛1克，加沸水浸泡，待温后去渣含漱，能治口臭及牙龈肿痛

 贴心提示 ▶▶▶

洗脸及刷牙不需用药用酒精及盐，但需用温热的水。为预防头风或头痛，绝不能用冷水；脸部的保养，可以使用适合产妇的洗面奶及保养品。可以将茶水（即泡茶将茶叶滤掉的茶水）放入适量的盐与药用酒精混合使用，来清洗阴部及肛门，有收敛的作用。

3.指导产妇洗头

一般产后一周就可以洗头。月子里只要健康情况允许可以洗头、梳头，但是需要注意一些事项。

（1）洗头时可用指腹按摩头皮，洗完后立即用水擦干，避免受冷气吹袭。

（2）洗头时的水温要适宜，不要过凉，最好保持在37摄氏度左右。

（3）一般来讲产后头发较油，也容易掉头发，不要使用太刺激的洗发用品。

（4）洗完头后及时把头发擦干，再用干毛巾包一下，避免湿头发挥发时带走大量的热量，使头皮血管在受到冷刺激后骤然收缩，引起头痛。

（5）洗完头后，在头发未干时不要结辫，也不可马上睡觉，避免湿邪侵入体内，引起头痛和脖子痛。

（6）梳理头发最好用木梳，避免产生静电刺激头皮。

4.指导产妇洗脚

每天晚上睡觉前洗脚，用温水泡脚2～3分钟，轻搓脚底及趾缝，洗后用毛巾擦干，特别是趾缝更要擦干，及时修剪趾甲，穿袜，袜子不要太紧，以免影响血液循环。

5.指导产妇洗澡

产后的妇女是很容易出汗的，特别是睡觉时和醒来时，往往会大汗淋漓，内衣浸透。由于汗腺分泌过多，极易污染皮肤，加之产后抵抗力较弱，皮肤上沾染的细菌，很容易繁殖生长，侵入肌肤，引起皮肤炎症。因此，产妇应经常洗澡和擦澡，保持皮肤清洁卫生。

（1）产妇洗澡的时间及频率。如果产妇会阴部无伤口及切口，夏天在产后2～3天、冬天在产后5～7天即可淋浴。夏季应每日沐浴，春秋冬季应3～5天左右沐浴一次。

（2）产妇洗澡的要求。

①产妇产后洗澡讲究"冬防寒、夏防暑、春秋防风"。在夏天，浴室温度保持常温即可，天冷时浴室宜暖和、避风。洗澡水温宜保持在35～37摄氏度，夏天也不可用较凉的水冲澡，以免恶露排出不畅，引起腹痛及日后月经不调、身痛等。冬天浴室温度也不宜过高，这样易使浴室里弥漫大量水蒸气，导致缺氧，使本来就较虚弱的产妇站立不稳。

②最好淋浴（可在产妇家人帮助下），不适宜盆浴，以免脏水进入阴道引起感染。如果产妇身体较虚弱，不能站立洗淋浴，可采取擦浴。其擦浴的方法：用烧开的水及米酒水各半，加入10毫升的药用酒精及10克的盐，掺和着成为擦澡水，用毛巾沾湿、扭干，替产妇擦拭她的肚子及流汗的地方，早上、中午、晚上各一次，若冬天非常寒冷时，则一次就好。擦拭干净后还要抹上不带凉性的痱子粉，肚子上如果绑上腹带，腹带也要适时地更换。

③产妇产后体虚，洗浴时间应控制在20分钟以内，产妇在洗浴过程中如有不

适，应叫立即停止洗浴，若月嫂一个人忙不过来。一定要立即通知产妇家人或医护人员。

④ 产后出汗较多，每日浴后应更换内衣。洗后尽快将身体上的水擦去，及时让产妇穿上御寒的衣服后再走出浴室，避免其身体着凉或被风吹着。

⑤ 出浴后，头发及时用毛巾擦干，不要用吹风机吹头发，梳理后用干毛巾包裹头发，扶产妇卧床休息。

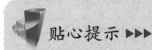 贴心提示 ▶▶▶

如果产妇会阴伤口大或撕裂伤严重、腹部有刀口，须等待其伤口愈合再洗淋浴，可先做擦浴。

（3）顺产产妇洗澡的操作要领。顺产产妇洗澡的操作要领如表4-8所示。

表4-8　顺产产妇洗澡洗头过程

序号	类别		具体内容
1	洗前准备	避免室内对风	为避免室内对风应关闭电风扇及空调，关好门窗，避免对流风
		室温、水温的调节	调节室温及浴室内温度在26～32摄氏度，调节水温在39～41摄氏度
		洗澡用具的准备	准备好洗浴用品：浴液、洗发液、浴巾、衣服等
2	洗头	方法	可以用晒干了的姜皮煲水洗澡洗头
		注意事项	月子里只要健康情况允许，可以洗头、梳头，但需要注意以下几点： （1）洗头时，可用指腹按摩头皮 （2）洗头时的水温要适宜，不要过凉，最好保持在37摄氏度左右 （3）一般来讲产后头发较油，也容易掉头发，不要使用太刺激的洗发用品 （4）洗完头后及时把头发擦干，再用干毛巾包一下，避免湿头发挥发时带走大量的热量，使头皮血管在受到冷刺激后骤然收缩，引起头痛 （5）洗完头后，在头发没有干时，不要扎辫，也不可马上睡觉。避免湿气侵入体内，引起头痛和脖子痛 （6）梳理头发最好用木梳，避免产生静电刺激头皮 （7）由于雌孕激素在产后骤降，产妇在洗头时，可能脱发较多，是正常现象。应告诉产妇不必担心，这种现象会随着自身激素水平的调节而改变
3	洗澡	方法	（1）如果自然分娩且无侧切伤口，产妇体质许可，产后即可淋浴；如果自然分娩有侧切伤口，可在3天后进行淋浴。一天1～2次，每次洗浴时间以10～20分钟为宜。以免时间过久，发生虚脱等意外

序号	类别		具体内容
3	洗澡	方法	（2）洗浴期间，要避免产妇滑倒摔伤等意外的发生 （3）洗澡后，最好赶快在房间内擦干，以免着凉。应马上穿好衣服，衣物应宽松柔软，注意保暖。应告诉产妇穿好衣服，暂时不要外出。然后调节室温到22～26摄氏度
		注意事项	（1）水温控制适当，不可超过50摄氏度，可拿水温计测量 （2）洗后不宜马上开空调降低室温和开窗通风，以预防产妇感冒 （3）产后洗澡禁用盆浴，以免发生生殖道逆行感染 （4）用温开水，不可用力过猛，每次刷2～3分钟

（4）剖腹产产妇洗澡护理要领。如果产妇是剖腹产，为了避免其受凉，产后两周内不可让产妇洗澡，但要用正确的方法擦澡。应等腹部伤口愈合后进行淋浴，第三周起方可淋浴，此前可进行擦浴。满月后才可以泡澡。

剖腹产擦澡要从两方面入手，第一个方面是洗澡水。用烧开的水及米酒水各半，加入10毫升药用酒精及10克盐，掺和着成为擦澡水。第二个方面是擦澡的位置和时间。用毛巾沾湿、扭干，替产妇擦拭产妇的肚子及流汗的地方。早上、中午、晚上各一次。如果冬天非常寒冷时，擦澡一次就可以了。

第三节 产妇的睡觉护理

一、产妇睡觉前的准备工作

1.睡觉前进行室内通风、清洁、消毒

产妇睡觉前月嫂应该先对产妇的房间进行通风，然后进行室内除尘、清理杂物、整理卧具。再用1：500的84消毒液喷洒地面，严格按消毒液说明，调好浓度，以免因为浓度过大，造成呼吸道刺激症状。5～10分钟后再开窗通风。

2.室内通风时间要求

产妇房间门、窗打开，使空气对流，至少20分钟。如果消毒液气味没有散尽，可继续通风到没有消毒液的味道为止。

3.通风后室温要求

通风以后，等室温达到22～26摄氏度时，才可以请产妇及新生儿进入房间休息。

二、产妇睡觉的环境要求

产妇睡觉的环境要求如图4-1所示。

要求一 > 室温、湿度要求

产妇睡觉的室温在22～26摄氏度，相对湿度应在45%～60%之间。可以用冷暖空调调节室温，用加湿器调节湿度。也可以在夜间在室内放一盆水，来增加空气湿度。由于产妇出汗较多，应避免对流风。电风扇及空调风不要直接对着产妇吹，以免产妇受凉

要求二 > 花卉放置要求

产妇房间不要放置过多的花卉，尤其不应该养殖香气太浓的花木，以免引起产妇和新生儿的过敏反应

要求三 > 保持房间安静

产妇房间应保持相对的安静，但是不要过于安静。可以放一些柔和的背景音乐，这样可以让产妇心情愉快，以利于产妇的休养

图4-1　产妇睡觉的环境要求

三、产妇睡觉中的护理

1.睡觉的姿势要求

产妇产后平卧6小时后，就可以枕枕头了。这时最好采用侧卧位，可以将被子或毯子垫在背后，使身体和床成20～30度角。这样可以减轻身体移动时，对伤口的震动和牵拉痛，会觉得舒服一些。

2.产妇睡觉中的护理要求

产妇分娩后，由于疲劳和身心的放松，产妇睡眠的时间较长，一般每天要10小时以上。充足的睡眠和休息，有利于产妇身体健康的恢复。产妇睡觉时，月嫂应该负责照顾新生儿，以免新生儿吵闹，影响产妇休息。

 相关知识09：▶▶▶

产后洗澡药物

产后宜用药水洗澡，防止寒气侵入体内引起后遗症，也可避免产后感染。下面是几种洗澡药物，可供选用。

1.艾叶菖蒲方

配方比例：陈艾150克，菖蒲100克，用水洗净，煎水去渣洗浴。

第四章　产妇生活护理

63

功效：芳香避秽，解毒杀虫，温暖肌肤，防风寒。温毒疮疖，疱疹最宜。

用法：先用清水洗净身上尘垢，再用药水遍体擦洗，若皮肤长疮疖者，宜先浸泡片刻再擦洗，洗毕，擦干即可，切忌用水清洗。

2.桃皮柳枝方

配方比例：桃树白皮150克，柳枝250克，用水洗净，煎水去渣洗浴。

功效：香身避秽，通利血脉，防风寒。

用法：同上。

3.黄芪防风方

配方比例：黄芪100克，防风50克，用水洗净，煎水去渣洗浴。

功效：实毛窍，固腠理，防风寒，止汗。产后汗多最宜。

用法：同上。

4.竹叶桃白皮方

配方比例：竹叶250克，桃树白皮150克，用水洗净，煎水去渣洗浴。

功效：香身除秽，通利血脉。治热疖疮毒，皮肤不健康者宜用。

用法：同上。

5.防风生姜方

配方比例：防风50克，生姜50克，捶破，用水洗净，煎水去渣洗浴。

功效：通利血脉，防风寒，暖肌肤，祛风除湿。尤宜于素有风寒湿痹、肌肉关节疼痛。

用法：同上。

 月嫂日记

　　感冒是常见的疾病，产褥期的妇女容易出汗，又加上抵抗力差及产后的忙碌，患有感冒的很常见。应该怎么办呢？许多产妇不敢吃药，怕影响乳汁的成分对孩子不利，又怕把感冒传给孩子。如果感冒了，不伴有发高烧时，我给产妇的建议是多喝水，吃清淡易消化的饮食，服用感冒冲剂、板蓝根冲剂等药物，并让产妇多睡眠休息。但是还是照样可以哺乳孩子，由于接触孩子太近，需让产妇在戴口罩的情况下喂奶。刚出生不久的孩子自身带有一定的免疫力，不用过分担心产妇传染给孩子而不敢喂奶。

　　如果产妇感冒后伴有高烧，产妇不能很好地进食，十分不适，应到医院看病，医生常常会给输液，必要时给予对乳汁影响不大的抗生素，同时仍可服用板蓝根、感冒冲剂等药物。高烧期间可暂停母乳喂养1～2日，停止喂养期间，还要按时帮产妇将乳房乳汁吸出，以保持以后继续母乳喂养。产妇本人要多饮水、新鲜果汁吃清淡易消化的饮食，好好休息，这样，常常会很快好转的。

产妇感冒时我会给其做一些有利于感冒症状减轻的食物。

（1）苹果蜂蜜水：取5个苹果去皮，切成小块，加水1升，煮沸5分钟，自然冷却到40℃左右，加适量蜂蜜搅拌均匀，每天让产妇多次少量饮用。

（2）姜丝萝卜汤：姜丝25克，萝卜50克切片，加水500毫升，煮15分钟，加红糖适量，让产妇趁热喝下。

（3）葱蒜粥：取干净的葱白10根切碎，大蒜3瓣，大米50克，加水煮成粥，让产妇趁热服下。

第五章
产妇的恢复护理

 学习目标

　　1.了解产妇的乳房护理，掌握一些基本的乳房护理方法。

　　2.了解子宫修复相关知识，掌握子宫修复的基本方法。

　　3.了解产妇形体恢复护理知识，掌握产妇形体恢复的指导原则。

　　4.了解产妇产后心理状态，掌握产妇产妇产后的心理护理方法。

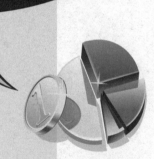

第一节 产妇乳房护理

产妇的乳房护理事关新生儿早期的营养来源问题和产妇身体健康，月嫂必须要很熟悉产妇乳房护理知识，为新生儿和产妇的健康筑起一面健康的屏障。同时，产妇分娩后身体刚遭遇巨大变化，又得开始哺乳新生儿，这段时间产妇乳房常会出现各种问题，因此月嫂要了解这些问题并能够知道应对方法和指导方法。

一、哺乳指导

注意新生儿吸吮的含接及产妇喂养姿势是否正确，一般哺乳姿势应是产妇和新生儿体位舒适；母乳哺喂的次数可不固定，应按需哺乳，多少不限，原则是新生儿饿了就吃。如新生儿睡眠时间过长，要叫醒其吃奶，夜间仍要坚持喂奶，因夜间喂奶可刺激乳汁分泌。对产妇乳房有凹陷、损伤、肿胀、硬块等情况，应及时进行哺乳指导，一旦发生乳腺炎应动员产妇到医院就医，同时不能中断母乳喂养。

1. 正确的哺乳姿势

产妇喂哺新生儿时要体位舒适、肌肉放松。可采取坐位或侧卧位，取坐位时两肩放松，坐椅有靠背，但不宜过高。新生儿的头及身体应呈一直线。新生儿的脸对着乳房，鼻子对着乳头。指导产妇抱着新生儿贴近自己。产妇的身体与新生儿身体相贴近，产妇的脸应与新生儿的脸相对，需要须提醒产妇看着新生儿吃奶，防止新生儿鼻部受压。

开始哺乳前，建议产妇用乳头刺激新生儿面颊部，当新生儿张大口的一瞬间，再指导将乳头和部分乳晕放入新生儿口内，这样新生儿可大口吮吸乳汁，刺激乳头，促进乳汁分泌。

产妇挤奶时，指导其将大拇指和食指放在乳晕上下方，用大拇指和食指的内侧向胸壁处挤压。挤压时要有节奏，并在乳晕周围反复转动手指位置。

月嫂不能让产妇只托着新生儿的头部还应托其臀部。新生儿吃奶时要将乳头及大部分乳晕含到口中。如果只含乳头，易发生乳头皲裂。如果产妇喂奶时感到乳头痛，要及时纠正新生儿的含接姿势。

2. 哺乳时间及方法

正常产妇产后半小时即可开始哺乳，这样可刺激乳房，使乳汁早期分泌。在哺乳前，告知产妇应先洗手，然后帮助产妇将乳头和乳晕清洗干净。如乳头污垢不易洗净，不应强擦，以免擦破皮肤引起感染，应先用棉棒蘸植物油浸湿乳头，使污垢软化，用肥皂水和热水清洗干净，再用洁净的软毛巾擦干后哺乳。

新生儿一般在出生后 6～12 小时才吃奶，因为新生儿体内还储存着从母体得来的营养，出生后要逐步适应体外的环境。新生儿常整日酣睡，还不急于吃奶，这时可喂含糖为5%的糖水或葡萄糖水，以补充体液。也有的新生儿适应出生后的环境较快，产后不久即可吃奶。初次喂奶不可太多，一般隔2～3小时一次，两次喂奶中间喂少量的葡萄糖水。母乳在新生儿胃里停留的时间为3～4小时，要等新生儿第一次吃的奶消化完再喂第二次。每侧乳房至少喂5分钟。产妇交替喂两侧乳房，每次排空乳房，可增加乳汁分泌量。

贴心提示 ▶▶▶

　　若产妇乳房胀疼或出现硬结，应告诉产妇这是由于乳汁分泌旺盛不能及时排空所致，可采用局部热敷并用吸奶器将乳汁吸出，直至硬结消散为止。

二、产妇乳头内陷的应对

　　乳头形态因人而异，有的产妇乳头扁平或内陷，会增加初期哺乳的困难。新生儿可能因一时含不住乳头，吸吮不到乳汁而大声哭闹、手足乱蹬，新妈妈碰到这种情况通常会着急。这时，月嫂一定要安慰她，并告诉她应对的方法。

　　（1）产妇喂奶时可先用手指轻轻按摩一下乳头，使其凸出一点。

　　（2）最有效的办法是先用手将产妇胀满的乳房中的乳汁挤掉一些，使得乳晕区变得比较柔软，再用拇指和食指将乳晕区压成扁平形态，使乳头凸出，这样，新生儿就容易吸吮了。

三、产妇乳头皲裂的应对

　　开始喂奶的前几天，有些产妇会觉得乳头有些刺激，持续几秒后就会消失，这是正常现象。但如果产妇感觉乳头疼痛始终不退，并逐渐加重，说明乳头上可能有裂口，乳头是人体敏感的部位，一旦出现裂口，会感觉非常疼痛。

1.产妇乳头皲裂症状

　　乳头表面有大小不等的裂口和溃疡，或皮肤糜烂。有时沿着乳头基部发生裂痕很深的环状裂口，使乳头几乎从乳晕上脱落下来；哺乳时，疼痛难忍，犹如刀割。裂口中分泌物干燥则结成黄色痂皮，发生干燥性疼痛。严重时乳头可部分断裂，垂直的皲裂能使乳头分成两瓣。致病菌可由乳头皲裂处进入乳房组织内，引起急性乳腺炎等乳房疾病。

2.乳头皲裂发病原因

　　（1）由于乳头内陷、扁平等乳头畸形，造成吸吮困难。

　　（2）产妇喂奶方法不当，哺乳时间过长。

（3）哺乳期产妇乳头皮肤柔嫩，不耐新生儿唾液浸渍和吸吮，或新生儿咬破乳头。

（4）新生儿高热或麻疹时吮乳，乳头被病毒感染。

3.预防乳头皲裂的方法

预防产妇乳头皲裂的方法如图5-1所示。

方法一	产妇不要在新生儿特别饥饿时喂哺
方法二	产妇注意正确的喂哺姿势
方法三	经常帮产妇按摩乳房，刺激喷奶反射
方法四	喂哺时，产妇把大部分乳晕塞到新生儿口中
方法五	建议产妇每次哺乳之后将乳头晾干后挤几滴奶均匀地涂在乳头上，可起到保护乳头的作用
方法六	告知产妇不能使用肥皂清洗乳头
方法七	产妇哺乳完毕后切勿从新生儿口里强拉出乳头，可用手指轻压新生儿下巴阻止新生儿吸奶后再轻轻退出乳头
方法八	产妇应穿宽松的棉制品内衣并戴胸罩，胸罩潮湿应及时更换

图5-1 预防产妇乳头皲裂的方法

4.产妇乳头皲裂的正确处理方法

（1）告知产妇要保持局部卫生，用玻璃罩、橡皮乳头或消毒纱布保护乳头，可减轻疼痛。

（2）产妇内衣保持干燥，勤换洗，防止被乳汁浸渍。

（3）产妇哺乳前用月嫂可用温开水帮助产妇清洗乳头，哺乳后局部涂用10%鱼肝油软膏。

（4）产妇乳头皲裂严重时，建议其暂时停止哺乳24～48小时，将乳汁挤出或吸出再喂新生儿，从而减轻炎症的发展，促进裂口愈合。

（5）对产妇长久不愈的伤口，可用少许25%硝酸银帮助产妇轻涂患处，再用生理盐水洗净，促其早日痊愈。

（6）可去看中医，然后按照中医的要求煎药服用。

上述方法均有助于保护乳头或促使乳头破损皮肤的愈合。

5.产妇乳头皲裂时如何哺乳

（1）建议产妇哺乳前应用湿热毛巾敷乳房和乳头3～5分钟，同时按摩乳房以刺激泌乳，并应先挤出少量乳汁使乳晕变软再开始哺乳。

（2）建议产妇损伤轻的一侧先哺，以减轻新生儿对另一侧乳房的吸吮力。哺乳体位应交替，如一次为卧位，下一次则应改为坐位。

（3）建议产妇哺乳应每隔2～2.5小时1次，每次10～15分钟。

（4）建议产妇停止哺乳时，轻压婴儿下颌，温和地中断吸吮。

（5）平时损伤部位可建议产妇涂少许乳汁、凡士林或其他洁净油脂保护皮肤，但忌用含硼酸的药水或软膏，以免引起婴儿中毒。

（6）若产妇疼痛剧烈，可告知产妇暂停哺乳24小时，将乳汁按时挤出用小匙喂新生儿。

四、产妇乳房肿胀和乳腺管阻塞

1.产生原因

当乳腺不断分泌乳汁时，如遇到乳腺管不够通畅，乳汁不能及时排出而淤积在乳房内，使乳房充盈、硬结、胀痛，有时在乳房部可摸到大小不等的硬块，甚至伴有体温升高症状。它最早可能发生在分娩后24～48小时内，以后也可发生，一般1～2天内会逐渐消失。但如果处理不当，乳汁淤积形成硬块不消散，又加上细菌从乳头进入而繁殖，就会发展成乳腺炎。

2.治疗方法

（1）建议尽早开奶，促进乳汁流畅，按需哺乳。

（2）产妇哺乳前帮其热敷乳房，疏通乳房（按摩乳房或洗热水澡，刺激按摩背部），要柔和地按摩。

（3）保证新生儿吸吮姿势正确，正确的喂奶体位可以吸出较多的乳汁（即有效吸吮）不会损伤乳头。

（4）产妇喂奶后帮其冷敷乳房以减轻水肿；用宽大的胸罩把产妇的乳房托起，可用如意金黄散外敷。

（5）必要时建议产妇看中医服用中药，以达到散结通乳的效果。

五、产妇乳腺炎

1.产妇乳腺炎发生原因

发生乳腺炎的主要原因是产妇乳腺导管不通畅，乳汁淤积，从而引起细菌侵袭导致感染。

2.产妇乳腺炎应对方法

（1）当产妇乳房肿胀、乳核形成时，仍可让新生儿继续吃奶，因为新生儿用力吸吮可以起到疏通乳腺导管的作用。建议产妇每次喂奶时，应先吸患侧。

（2）如果产妇炎症很厉害，甚至发生脓肿时，可告知其暂停哺乳，应将乳汁挤出或用吸奶器吸出，经消毒后仍可喂给新生儿。

（3）在选择使用抗生素时，一定要选用那些不经乳汁排泄，对新生儿无害的药。

贴心提示 ▶▶▶

挤出的奶在冰箱里最多可放24小时！在挤奶前就要把存放奶的用品（最好是宝宝用的奶瓶）消毒好，一次不要挤太多，够宝宝吃一次就可以，避免浪费！产妇不在时，加热一般用不烫手的水连带奶瓶一起温热就行，只要不用高温不会破坏母乳成分。记住只能热一次，每次从冰箱里取出的最好是新生儿一次喝完的量。

六、给产妇催乳

有的产妇奶水不够，月嫂须为其制作催乳食物，同时，还要教会产妇做催乳按摩操，具体的步骤和方法如下。

1.寻找乳房的底根部

将右手的四指放在乳房底部胸骨处，四指触摸胸骨处，可感觉胸骨上有一厚2～3厘米的薄薄的如喷射状的肉块。触摸时如果感觉这一肉块连在胸骨上，则说明乳房的血液循环可能不太好。用四指轻轻按住这一肉块，慢慢地移动它，感觉就像要把它从胸骨上剥离开来一样，这样的动作反复多次，可以促进乳房的血液循环。

2.横向剥离乳房

用右手的指尖部像握球那样握住乳房，左手的拇指从外面抵住底根部后，用力晃动左肘。

其要点为：右手不动，通过晃动左手来使乳房动起来。

3.斜向剥离乳房

右手自下向上做类似捧的动作，将乳房从底根部托起，左手从外面抵住右手。往左手的小手指背部一边用力，一边晃动臂肘。

其要点为：放低臂肘的位置。

4.向上剥离乳房

右手抵住乳房的正下方，左手从外侧抵住，往左手的小手指根部用力，并往垂直方向上提。

其要点为：不是把乳房向上剥离，而是运动乳房的底根部。充分运动乳房的底根部会促进血液循环。

如果产妇奶水不够，做这个按摩是相当有效的。按摩时用力的仅仅是支撑着底部的外侧的手指。做完以后，乳房会变得轻松。如果母乳很充足可不做此项按摩。

七、产后乳房护理要点

1.乳房的清洁与清洗

建议产妇每天用蘸水棉球或婴儿油清洁乳房，但应避免使用皂碱，因为它会将一些涂擦在乳房上保护皮肤的油脂洗掉。切勿用力擦干，轻轻拍干即可。告知产妇每次哺乳前、后都需要清洁，在穿上胸罩之前最好先让乳房晾干，并记住在每次哺乳前洗手以预防感染。

2.胀奶的处理

一般产后3～4天产妇乳房中会充满乳汁，使乳房变大、变重，触摸时会觉得乳房很柔软很温暖，即俗称的胀奶。胀奶通常只持续1～2天，但非常不舒服且可能复发。缓解胀奶的办法是人工挤奶或喂宝宝吃奶。此外，以热水浸泡、热敷乳房，或轻缓地朝乳头处按摩也可以。在喂乳期间胀奶的情形随时可能复发，尤其是乳房未适当排空，或错过一次哺乳时特别容易发生。这些内容月嫂都要牢记并告知产妇。

3.正确选择乳罩

由于产妇乳房的大小及重量均增加，因此应穿着合身舒适的棉质乳罩。月嫂须告知产妇每天应更换干净的内衣，如果使用胸垫来防止乳汁渗出沾湿衣服，应避免选购有塑胶边或支撑的胸垫。每次喂奶后或湿透时即应更换胸垫。

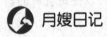 月嫂日记

产后不宜吃炖老母鸡

很多产妇产后尽管营养很好，但奶水不足，达不到用母乳喂养婴儿的要求。产后奶水不足的原因很多，其中一个重要方面是产后吃了炖老母鸡。

产妇在分娩中，当胎儿和胎盘脱离母体后，血液中雌激素和孕激素的浓度，会随胎盘的脱出而大幅度降低。此时，催乳素开始发挥泌乳作用，促进乳汁的生成和分泌。但是产妇产后食炖老母鸡，由于母鸡的卵巢和蛋衣中含有一定量的雌激素，会使产妇血液中的雌激素水平再度上升，抑制催乳素发挥泌乳作用，造成产妇乳汁不足甚至无奶。

那么该如何吃鸡呢？由于雄激素具有对抗雌激素的作用，公鸡睾丸中含有少量的雄激素。因此，产妇产后若吃一只清炖的大公鸡，就能促进乳汁分泌增多。而且，公鸡的脂肪较少，产妇吃了不容易发胖，有助于哺乳期保持较好的身材，也不容易引起婴儿发生腹泻。但如发现乳头不通，即乳房发胀而无奶时，切勿吃公鸡发奶，否则会引起乳腺炎。

第二节　产后子宫修复

一、子宫恢复的判断

　　子宫恢复的主要动作是持续的收缩，从分娩时不断的收缩将胎儿挤出，再将胎盘挤出。子宫内的血液不断被排出体外，即为恶露。子宫经由不断且强力的收缩，将血管的开口压住，这样就让血块形成而停止出血。子宫再进一步挤压，将血块不断排出，子宫体积就会慢慢缩小，约在产后4～6周会恢复成原来大小。

　　子宫的收缩恢复是否良好，可从两项外表的指标来判断。

　　（1）如果子宫恢复良好，检视刚生完的子宫底，从肚脐可以触摸得到，到约两个星期，子宫就无法摸到，除非是长子宫肌瘤。

　　（2）恶露的颜色从鲜红、暗红、深黑到淡红色，最后无色。

　　以上两点月嫂务必要告知产妇。

二、子宫恢复的原理

　　子宫恢复靠收缩，但子宫收缩靠什么呢？靠自然机制。也就是分娩发动之后，子宫就不断的收缩，排空了再排空，让子宫腔不会有空隙。我们传统上教导产妇按摩子宫，使用子宫收缩剂，或是中医使用生化汤，都是辅助的角色。其目的还是引导子宫不断的收缩，直到没有出血且子宫腔保持净空为止。

三、子宫收缩不良的影响

　　当子宫内尚有血块或是残留有胎盘时，子宫会先被血块填塞；然后，子宫平滑肌就会停止收缩，这时候就是所谓的子宫收缩不良，会有大量出血的危险（血崩）。这种产后出血就是产褥期最危险的事了，过去将分娩视为到鬼门关走一趟，就是这原因。为了预防产后大量出血，医生通常会用子宫收缩剂。

　　月嫂一定要注意产妇是否有子宫收缩不良的情况发生，一发现问题就及时通知医生。

四、帮助子宫收缩的方法

1.刺激乳房帮助子宫收缩

　　除了西药跟中药调理之外，在产后初期按摩子宫底，让子宫肌肉受刺激收缩，是最自然的方式。还有，让新生儿吸吮母乳也会刺激子宫收缩。但是没有哺喂母乳的产妇则依照子宫收缩的生理原理，刺激乳头都会让人体产生子宫收缩素，所以按摩乳房或是热敷乳房都会产生相同的效果，这就是用物理的方式来促进子宫收缩的方法。

2.产后避免下腹用力

一般产妇产后应避免下腹用力，并且做产后运动。子宫恢复，事实上除了子宫的形体恢复之外，在骨盆腔内的位置也必须恢复到分娩之前的状态，也就是必须让松弛的结缔组织慢慢恢复原有的弹性。分娩后的骨盆腔组织固然或多或少都会松弛，如果恢复得不好，将来产妇下半身会有下坠感、容易腰酸，同时也容易引来尿失禁的毛病。

因而产妇产后应避免下腹用力，但是可以进行一些产后运动，如进行腹式深呼吸，以及在产后一周躺在硬床上进行抬腿、提臀，或膝胸卧式运动，能使子宫和下腹有效收缩和复原。这一点月嫂一定要清楚地告知产妇。

 贴心提示 ▶▶▶

有一点需要在此特别一提，就是现在孕妇接受剖腹产的比率越来越高，现在大都开下腹的横式伤口，这方式常常会造成肌膜层的神经纤维暂时损伤。于是，产妇在前几个月的腹肌会呈现松弛状态，小腹容易突出，许多人因而误以为子宫收缩不好！其实经过3、4个月之后，等神经纤维再生，腹肌收缩能力恢复正常就好了，月嫂要叮嘱产妇千万不要因此紧张而胡乱使用药物。

 相关知识10： ▶▶▶

认识子宫复原不全

子宫复原不全是指产后已经多日，子宫收缩不好，还是比较大而柔软，迟迟不恢复到原来的形状，而褐色恶露却常常持续不断。

如果子宫复原不全，子宫迟迟不入盆腔，在耻骨上区总能摸到子宫底，有时还有压痛。如果恶露量多，且为暗褐色或红褐色，就应考虑为子宫复原不全；如有臭味，可能已经并发感染了。

可以通过注意观察恶露的颜色、量和气味来判别是否有子宫复原不全的情况。一般情况下，在产后3周左右恶露就干净了，也有少数延长到产后6周才干净。根据恶露的性质和阶段性，一般可分为三种：第一种是产后3～4天，量比较多，颜色鲜红，称为血性恶露（红色恶露），除大量血液、小血块及坏死的蜕膜组织外，有时里面还有胎膜的碎块、胎儿皮脂、胎毛及胎粪等；第二种是产后的7天左右，恶露变为淡红色，所含的血液量较少，有较多量的宫颈黏液及阴道渗出液，还有坏死的蜕膜、白细胞及细菌，这种恶露称为浆液性恶露；第三种是产后10～14天，恶露呈白色或淡黄色，血量更少，内含有大量白细胞、退化蜕膜、表皮细胞、细菌及黏液，这时的恶露称为白色恶露。

子宫复原不全者，血性恶露明显增多，且持续时间延长，可能长达10天左右（正常情况约为3～4天）；恶露混浊或有臭味，有时可能发生大量出血；血色恶露停止后，白带（也称白恶露）增多，产妇有时感到小腹坠胀或疼痛。

五、产后子宫恢复的锻炼方法

产妇产后前几天可以俯卧锻炼，这样有利于产妇子宫恢复怀孕以前的位置。产后子宫恢复的锻炼方法如表5-1所示。

表5-1　产后子宫恢复的锻炼方法

序号	锻炼部位	锻炼方法
1	腹肌锻炼	月嫂指导产妇平躺在床上，双膝屈起，双手放在腹部。让产妇收缩臀部，将后背压向床面，然后放松，多次反复。同时也可做盆腔练习
2	胯部牵拉	让产妇平卧，一条腿弯曲，另一条腿伸直并屈曲足部，即足跟用力向前，使这条腿扭长，然后再向回缩，使腿缩短。注意膝盖不要弯曲，背部也不要弓起 平卧后双脚前伸活动，也可抬起，上下踏步
3	仰卧触膝盖	让产妇平卧，双膝弯曲，两臂平伸放在大腿上，抬起头和双肩，使双手触到膝盖
4	猫步练习	让产妇双手双膝着地，背部平直，双手正好垂直于肩。向前蜷起一条腿，使膝盖触到前额，现将腿向后上方伸直，抬头伸长颈部，注意从头到脚跟形成一条直线，维持几秒钟，放下。交替做另一侧
5	起步抬骨盆	让产妇坐直，双臂在胸前抱拢，吸气，骨盆向前抬起，再慢慢向后，直到腹部肌肉紧张起来，维持一段时间。此时尽量保持正常呼吸。然后产妇再坐下、放松

产后子宫恢复的锻炼方法要坚持做效果才会明显，月嫂要耐心督促产妇锻炼，促进产妇子宫早日恢复。

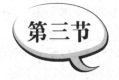

第三节　产妇形体恢复护理

产妇在产褥期经常会卧床休息，这对产妇的身体静养恢复很重要，但是卧床太久也不行，产妇需要多活动或者做体操来促进身体更好地恢复。在一般情况下，健康的产妇在产后24小时即可做适当运动。事实证明，产妇在分娩后进行必要的体质锻炼可以尽早恢复身体，预防产后常见疾病，并对恢复形体十分有益。剖腹产产妇在卧床休息后，如果没有任何并发症，可做适量复原运动。

🗨 一、产妇产褥期体操指导

1.产褥期体操的作用
（1）可弥补产妇在产褥期活动的不足。

（2）促进产妇腹壁和盆底肌肉张力的加强，防止产后尿失禁，膀胱、直肠膨出和子宫脱垂等。

（3）促进产妇血液循环，预防血栓性静脉炎。

（4）促进产妇肠蠕动，增进产妇食欲及预防便秘。

2.产褥期体操开始时间
产褥期体操应根据产妇的具体情况，逐渐增加，循序渐进。正常产妇一般在产后第2天开始，剖腹产一般在产后第5天开始，每1～2天增加一节，每节做8～16次。

3.产褥期常见运动锻炼方法
产褥期常见运动锻炼方法如表5-2所示。

表5-2　产褥期常见运动锻炼方法

序号	常见运动	锻炼方法
1	深呼吸运动	深呼吸运动的锻炼方法为：仰卧，慢慢深吸气，收腹部，然后慢慢呼气
2	缩肛运动	缩肛运动的锻炼方法为：仰卧，两臂直放于身旁，进行缩肛与放松动作
3	伸腿运动	伸腿运动的锻炼方法为：仰卧，两臂直放于身旁，两腿轮流上举和并举，与身体成直角
4	腹背运动	腹背运动的锻炼方法为：仰卧，髋与臀放松，双腿分开稍屈，脚底放在床上，尽力抬高臀部和背部
5	仰卧起坐	仰卧起坐的锻炼方法为：仰卧，双膝屈曲，脚平放于床上，双手抱头，用力坐起，使头接触膝部或手掌向脚尖接触，停留片刻，恢复原状。仰卧起坐可使产妇子宫腹部肌肉收缩，一般在产妇产后第4天开始做
6	腰部运动	腰部运动的锻炼方法为：跪姿，双膝分开，肩肘垂直，双手平放床上，腰部进行左右旋转动作
7	全身运动	全身运动的锻炼方法为：跪姿，双臂支撑于床上，左右腿交替向背后高举

💬 二、剖腹产产妇的产后运动

1.剖腹产产妇可做的运动

（1）剖腹产产妇在卧床休息后，如果没有任何并发症，可在拔掉尿管、排气之后开始做呼吸运动和四肢运动，如胸式呼吸，上肢的扩胸、开合、张开等。另外，在月嫂帮助下多翻身，最好4小时左右1次，以防止术后肠粘连。

（2）正常进食后可下床活动，并且开始做腹式呼吸练习，做收缩肛门、憋尿等骨盆肌及提肛门锻炼，在床上做一些仰卧举腿、屈腿、踏车式等活动，千万不要做使腹肌强烈收缩和拉伸腹部的运动，如仰卧起坐、仰卧背肌等，要减少或不做俯卧锻炼。

（3）产后5～7天拆线后如果没有感染，体温正常，伤口无明显疼痛时，可开始做些腹部锻炼，如收鼓腹部、仰卧抬头等运动，锻炼时最好用腹带保护。千万少做或不做增加腹压的运动，如下蹲，以防影响深层伤口愈合。

（4）分娩10天以后可逐步增加仰卧半起转体、摆膝与骨盆扭动、桥式挺身等动作。分娩半个月后可逐步做仰卧起坐、收腹举腿等动作，并增加散步时间等。满月后的锻炼与自然分娩产妇基本相同。

剖腹产的产妇与阴道产的产妇不同，为了避免在复原运动中伤口疼痛或不小心扯裂，产后的复原操最初是以呼吸为主，等到伤口愈合之后，再进行较大动作的肢体伸展。

2.剖腹产产后复原操

剖腹产产后复原操做法如表5-3所示。

表5-3　剖腹产产后复原操做法

序号	运动种类	锻炼方法
1	产后深呼吸运动	产后深呼吸运动的锻炼方法为：产妇仰躺床上，两手贴着大腿，将体内的气缓缓吐出，两手往体侧略张开平放，用力吸气，一面将手臂贴着床抬高，与肩膀呈一直线。两手继续上抬，至头顶合掌，暂时闭气。接着，一面吐气，一面把手放在脸上方，做膜拜的姿势。最后两手慢慢往下滑，手掌互扣，尽可能下压，同时吐气，吐完气之后，两只手放开复原姿势，反复做5次
2	下半身伸展运动	下半身伸展运动的锻炼方法为：产妇仰躺，两只手手掌相扣，放在胸上，右脚不动，左膝弓起。将左腿尽可能伸直上抬，之后换右脚，重复做5次
3	腰腹运动	腰腹运动的锻炼方法为：产妇平躺床上，月嫂以左手扶住产妇的颈下方。将产妇的头抬起来，此时产妇暂时闭气，再缓缓吐气。辅助者用力扶起产妇的上半身，产妇在过程中保持吐气，最后，产妇上半身完全坐直，吐气休息，接着再一面吸气，一面慢慢由坐姿回到原来的姿势，重复做5次

以上这些方法月嫂要很熟悉，这样才可以指导产妇去做。注意产妇产后身体虚弱，做产褥期体操时间不要太久，以免引起其他病症。

三、产妇产后形体恢复

产后快速恢复苗条身材是每一位产妇都很迫切要解决的问题。节食、运动、服用减肥药物等都是常见的减肥方法，产后，产妇大多气血亏虚，需要补充大量营养。加之担负着繁重的哺育任务，如果此时强制节食，不仅会导致乳汁分泌不足，更严重的是容易造成产后贫血，引起头晕、乏力、腰膝冷痛等不适。

1.产妇产后恢复体形注意事项

（1）产后运动循序渐进。运动可以消耗能量，但对产妇来说，产后运动不能操之过急、急于求成。剧烈的运动不仅加重心肺的负担，在大量出汗的同时会耗伤津液，这对于气血亏虚的新妈咪来说是非常危险的。所以，产后运动的原则应当是循序渐进、适可而止，不做剧烈运动。

（2）不可服用减肥药物。服用减肥药物更不可取。减肥药物中含有大量的激素类物质，长期服用不仅不能促进体内的激素水平恢复正常，反而加重紊乱。更为严重的是，药物会通过乳汁进入新生儿体内，引发新生儿肝功能异常等。

（3）产后针灸调理。最适合产妇恢复形体的疗法就是产后针灸调理。通过在人体经络、穴位上进行适当刺激，调动自身经络潜能，调整激素紊乱，改善内分泌失调，恢复正常生理周期，促进脂肪分解，快速恢复体形，重建产妇体内环境的平衡。

 贴心提示 ▶▶▶▶

产后针灸调理是一种医疗行为，如果产妇要去，应告知其选择正规的医疗机构，由持有医师资格证书的专业医生操作。

2.产妇塑身饮食注意事项

（1）平衡膳食、制订合理的饮食结构是产后饮食的关键。

（2）蛋白质、碳水化合物及脂肪类食物要搭配好，只偏好鸡鸭鱼肉蛋等荤菜，容易导致产后发胖。

（3）甜食、油炸食品、动物油、肥肉、动物内脏等都属于高脂类食物，产妇要少吃。

3.产妇胸腹部按摩减肥

产妇胸腹部按摩是通过按摩胸腹部穴位让这些部位的经络疏通，促进其血液循环和新陈代谢，方法如图5-2所示。

方法一	产妇侧卧于床，治疗者将两手掌同时置于其前、后正中线两侧反复推摩，由胸部至下腹部，连续操作15分钟，用手掌缓慢用力，向两侧推摩至腋中线，推摩时五指同时用力按揉，以产妇耐受为度
方法二	产妇侧卧，月嫂将双手或单手的虎口紧贴胯部从下往上推至腋下，反复30次，以局部皮肤发红发热为宜
方法三	产妇仰卧，治疗者将两手掌重叠，置于其上腹部中脘穴沿顺时针方向自上向下作快速摩动，连续操作5～10分钟，以自觉腹中松动、肠鸣漉漉或排气为佳
方法四	产妇仰卧，治疗者将双手掌置于脐部，以脐为中心，由内向外呈放射状在腹部用力推擦，反复操作5分钟
方法五	将手掌在产妇腹部和胸部环转推摩各1分钟，以胸腹部有热感为宜。将两手掌根置于两侧期门、章门和梁门穴，用力下按，由轻到重，反复3～5次后，改按为揉，操作20～40次

图5-2　产妇胸腹部按摩减肥的方法

 贴心提示 ▶▶▶

以上方法月嫂可以学了帮助产妇做，只是要掌握核心动作，如果产妇有什么不适一定要立即联系医务人员。

 相关知识11：▶▶▶

产后火龙果瘦身食谱

火龙果是一种很好的减肥水果，可以学着把它做成美味的减肥餐。产后减肥可以吃火龙果。以下三种食谱，可以帮助产妇身体瘦下来。

火龙果含有维生素E和一种更为特殊的成分——花青素。它们都具有抗氧化、抗自由基、抗衰老的作用，还能提高对脑细胞变性的预防，抑制痴呆症的作用。同时，火龙果还含有美白皮肤的维生素C及丰富的具有减肥、降低血糖、润肠、预防大肠癌的水溶性膳食纤维。下面是一些火龙果瘦身食谱。

1.火龙果沙拉

火龙果180克，柠檬沙拉酱25克、橙汁50克。将火龙果去皮起肉，切成丁，盛入容器内待用，把橙汁淋入火龙果四周，最后浇上柠檬沙拉酱，即可食用。美味爽口，降脂通便，对胃脘饱胀也有很好疗效。

2.火龙果糯米糕

火龙果1个，乌梅8颗，青瓜块150克，糯米糕200克，蜂蜜适量。将火龙果去皮切块，乌梅去核，青瓜块和糯米糕放入火龙果容器中，加蜂蜜即可。开胃消食，营养丰富，减肥效果佳。

3.火龙果虾仁

虾仁100克，火龙果200克、杨桃，香芹，盐适量。将火龙果挖心备用，虾仁加盐腌一会，坐锅点火倒油，放入虾仁煸炒，放入火龙果、杨桃翻炒，加盐炒熟即可，撒上香芹即可。顺气健胃，减肥，降低血糖，降压润肠，预防大肠癌。

注意：产妇坐月子吃的虾一定要煮透了；还要注意的是，寒性体质或俗称的寒胃的产妇建议少吃或不吃虾；对虾过敏者勿食；如果是母乳喂养的话，一开始要少吃一些，观察宝宝身上有没有起湿疹等情况，如果没有，就可以放心食用了。

第四节 产妇的心理调适护理

一、产妇的心理情况

在产褥期内一些异常的情绪会影响产妇身体的恢复，如悲哀、忧愁、思虑、恼怒、恐惧过度等皆可引起身体机能的紊乱，导致各种疾病。

1.产妇精神状态的影响

由于产妇精神的好坏与身体健康密切相关，故产妇在产褥期里一定要注意养神。一般情况下，异常的精神变化，不但是精神病的直接发病原因，而且也往往是其他疾病的诱发原因。

对疾病来讲，良好的精神状态有利于疾病的治疗与康复，恶劣的精神状态，常能促使疾病恶化，甚至是导致病人死亡的直接或间接因素。分娩可使孕妇身体内分泌发生明显的变化，胎儿、胎盘排出后使妊娠期迅速增大的垂体迅速缩小，体内的肾上腺皮质激素及雌、孕激素急剧下降，并逐渐恢复到妊娠前状态；以垂体为中心的内分泌体系重新建立起来。在这种调节的过程中，一些机体不能适应其变化，容易发生生理上的平衡失调，成为生理障碍、心理变化的病理生理基础。

2.影响产妇精神状态的因素

在成为一个母亲以后，妇女心理上的变化很大。尤其是高龄产妇，家庭负担较重，工作压力大，容易产生抑郁症。随着精神紧张、身体疲劳、婴儿的抚养，还有对经济、健康、作息及家庭人员关系考虑的增多，一时间兼有做妻子、母亲、女儿和媳妇的多重角色及面对多种需要。妇女这种角色的改变就成为心理上的极大负担，对原本不起眼的因素，如周围人员的态度、举动言辞，特别是丈夫的态度，都显得十分敏感，由此带来的心理影响成为精神刺激的因素而构成精神创伤。

3.产妇精神保健的原因

鉴于心理、社会、内分泌变化和相互作用的原因，产后容易发生分娩后沮丧、产后抑郁，常常可见有精神不稳、哭泣、焦虑、烦躁、失眠等前驱症状。严重者可出现精神障碍，如抑郁、躁狂状态、错乱、谵妄状态、精神分裂症等状态。产后抑郁症发病率的逐渐上升已经受到了社会的关注。

因此产妇产后必须加强精神保健。月嫂要帮助产妇调节自己的心理状态去适应外界的刺激，消除或减少不良情绪对其心理和生理产生的影响。同时要告知产妇家人应该让产妇分娩后处在一个和谐、温暖的家庭环境中，保证其足够的营养和睡眠，对其分娩所承担的痛苦应给予必要的关怀和补偿。

二、产褥期产妇心理特点和护理

产褥期产妇的心理调试、异常心理及产生原因产褥期，产妇须从妊娠期及分娩期的不适、疼痛、焦虑中恢复，需要接纳家庭成员和新家庭这一过程称为心理调试过程。产褥期的心理调试一般需要经历三个周期。

1.产褥期产妇心理特点

产褥期产妇心理特点如表5-4所示。

表5-4 产褥期产妇心理特点

序号	周 期	心理特点
1	依赖期	依赖期一般在产后1～3天，在这一时期产妇的很多需要是通过别人来满足，如对孩子的关心、喂奶、沐浴等
2	过渡期	过渡期是依赖与独立并存的一个阶段，一般在产后3～14天，这一时期产妇表现出较为独立的行为，改变依赖期中接受特别的照顾和关心的状态，学习和练习护理自己的孩子，这一时期产妇容易产生心理异常
3	独立期	独立期是产后2周～1个月，新家庭形成并运作，开始恢复分娩前的家庭生活

2.产后心理异常

产褥期是产妇心理转换时期，容易受体内外环境不良刺激而导致心理障碍。产后心理异常包括产后忧郁、产后抑郁症和产后精神病三种类型。

目前对产妇产后发生心理障碍的真正原因还不清楚，一般认为产妇产后发生心理障碍的因素如表5-5所示。

表5-5　产妇产后发生心理障碍的因素

序号	因　　素	具体内容
1	生理因素	生理因素是指产妇产后24小时体内激素水平急剧变化，目前对雌激素和孕激素研究认为雌孕激素水平的降低严重影响了产妇的情绪，这与雌孕激素具有稳定精神神经的作用有关
2	社会心理因素	社会心理因素是指产妇对新生儿的期待，对即将承担母亲角色尚不适应，对照料新生儿的一切事物都需从头学起，这些都对产妇造成心理压力，导致情绪紊乱；存在重男轻女思想的产妇，生了女婴后感到失望，担心受到婆母和丈夫的歧视，有的产妇分娩的新生儿有生理缺陷或意外死亡心情沮丧，觉得对不起家人，有强烈的自卑感
3	自身心理因素	自身心理因素是指家族遗传使得产妇对某些心理障碍疾病具有易感性，以自我为中心或成熟度不高，敏感、好强、认真和固执的性格特征会加重产后心理的不稳定状况

 相关知识12：▶▶▶

产后精神病

　　产妇的忧郁和抑郁情绪严重影响着她本人与社会及孩子的交流，影响产后健康的恢复，月嫂应高度重视。积极向产妇宣传和普及产褥期的心理卫生知识，及时进行母乳喂养指导，给产妇讲解新生儿正常的生理发育过程，尽量减轻他们照顾孩子的压力。同时要尊重产妇，对高龄初产妇应给予更多的关注，指导和帮助她们减轻生活中的应激压力。出院后，在做好常规产后访视、产后检查、了解生殖器官恢复状况的同时，也应注意观察产妇的心理变化，以便及时发现问题，适时开导产妇，保持产妇心理卫生健康。

　　产后精神病是一种严重的精神错乱状态，发生率约占分娩妇女的1%～2%，多发生在产后数天至4～6周，可包括不能休息、烦躁、失眠、幻想、幻觉、思维障碍、错乱行为和退缩行为等。对于产后精神病患者医务人员不仅要给予药物治疗，更要给予心理安抚和在日常生活方面无微不至的关怀，如将患者安排在阳光充足、安静的病室，室内空气新鲜，尽力满足生活需求，鼓励进食有营养的食物。针对患者不同的诱因，进行心理方面的护理，主动关心病人，采取个别谈心，了解其心理活动，协助解决实际困难。提高病人的生活信心，认识自身价值，建立正性情感。

　　分娩期与产褥期是妇女一生中很重要的两个时期，在这两个时期中，在生理、心理及社会角色上，妇女都面临着巨大的转变。科学教导她们适应心理变化，及时合理地干预她们的异常的不良心理刺激，减少分娩异常及产褥期心理异常，这些都是现代围产医学中重要的组成部分。医务工作者的娴熟的医疗技术，高尚的医德医风，对于提高围产期质量具有重要意义。

产妇大多都会产生情绪不稳、心绪不佳等情绪问题，80后、90后的产妇更容易出现这种情绪问题，这主要是因为她们从小备受呵护，却不太会照顾别人，同时，她们一般也只能生育一个孩子，因此对孩子的成长也格外关注，双重忧虑之下，很容易产生情绪问题。

三、产后抑郁症的护理

产后抑郁症是女性在分娩早期出现的哭泣、忧郁、烦闷、不安、易疲乏、伴有焦虑等情绪障碍，多在产后3天内出现，持续一周左右。50%的产妇产后都会有一定抑郁期，有10%的产妇会发展为严重的持续时间较长的产后抑郁症，还有0.1%的产妇可能会患上产后精神错乱。

1.产后抑郁症的表现

（1）产妇情绪不稳定，常感到心情压抑、沮丧，行为表现为孤独、不愿见人或常伤心流泪，甚至焦虑、恐惧、易怒，每到夜间加重。

（2）产妇自暴自弃、自责、自罪，或表现对身边的人充满敌意、有戒心，与家人、丈夫关系不协调。

（3）产妇行为上反应迟钝，注意力难以集中。

（4）产妇对生活缺乏信心，觉得生活无意义，出现厌食、睡眠障碍、易疲倦、性欲减退，还可能伴有一些身体不适的症状，如头昏、头痛、恶心、便秘、泌乳减少等，病情严重者甚至感到绝望。

2.产后抑郁症的影响

产后抑郁症不仅影响产妇健康，对新生儿也有影响，所以月嫂应对产妇产后抑郁症应给予重视。

首先，加强对孕妇围产期的保健，帮助她们在生理和心理上做好准备。对存在高危因素的孕产妇，要给予充分重视，协助调整好其心理状态，减轻可能产妇存在的心理压力。

3.产后抑郁症的护理

对产妇产后抑郁症，月嫂需要着重做好以下几个方面。

（1）避免在精神上刺激产妇，多与产妇聊天，尽量顺着产妇意愿，耐心倾听其诉说，并讲一些令产妇愉快的事情。

（2）尽可能将事情做得完善，让产妇放心，同时帮助指导产妇与新生儿多接触，交流学做妈妈的经验，以减少产妇的不稳定情绪。

（3）与产妇家人沟通，讲清产后抑郁症的因果和可能出现的问题，让家人多关心、照顾产妇，为产妇营造一个和谐、美好的家庭氛围。

（4）若产妇病情较重，应请专业医生给予治疗。

（5）教产妇做腹式呼吸。腹式呼吸方法很简单，一开始早晨、晚上坐在床上各练习一次，每次10分钟即可。

 贴心提示 ▶▶▶

腹式呼吸如何做？

首先，让产妇调整姿势，直至感到舒适、平衡。呼吸时应该采用"腹式呼吸"，才能带来放松的效果，也就是吸气时腹部鼓起，呼气时让腹部缩回，而且胸部尽量不要有明显起伏。

其次，让产妇注意呼吸节奏，并且逐渐调慢到大约15秒一次的频率。然后，细心聆听自己的心跳，感受由此带来的宁静与祥和。

最后，让产妇在心里反复暗示自己："让我的手心温暖起来。"

（6）食疗。产后忧郁与生理变化造成的营养失衡也有关系，如果锰、镁、铁、维生素B_6、维生素B_2等营养素摄取不足，就会影响到精神状态。粗粮、全麦、麦芽、核桃、花生、马铃薯、大豆、葵花子、新鲜绿叶蔬菜、海产品、蘑菇及动物肝脏等食物，含有以上多种缓解紧张和忧虑的营养素，多吃一点有一定作用。几种利于缓解产后抑郁症的食疗方如表5-6所示。

表5-6　缓解产后抑郁症的食疗方

序号	食疗方	做　法	功　效
1	小炒虾仁	鲜虾仁50克，西芹250克，白果仁、杏仁、百合各50克，生粉1小匙、盐、油、味精适量（根据产妇口味确定用量）。西芹切段或片，与白果仁、杏仁、百合等一同焯水，虾仁上浆，并放在油锅里过一下，虾仁取出后与西芹等一同炒制即成	多种配料与虾仁一起炒，让菜品的营养变得更丰富。这道鲜脆、爽口、色彩靓丽的菜肴，会让产妇得到营养的同时，心情也变得愉快起来
2	香菇豆腐	水发香菇75克、豆腐300克、生粉1小匙、糖10克、酱油20毫升、味精1克、胡椒粉0.5克、料酒8毫升。豆腐切成长3.5厘米、宽2.5厘米、厚0.5厘米的长方条，香菇去蒂洗净，用炒锅烧热油，逐步下豆腐，用文火煎至一面稍硬呈金黄色，加入料酒，下入香菇，加入所有调味品后加水，用旺火收汁、勾芡，翻动后出锅	香菇富含锌、硒、维生素B，加之豆腐中的蛋白质和钙，使这道菜的营养十分丰富，有助于产妇摆脱郁闷心情
3	桃仁鸡丁	鸡肉100克、核桃仁25克、黄瓜25克、生粉1小匙、葱、姜及各种调味料。鸡肉切成丁，用调味料上浆；黄瓜切丁，葱、姜切好备用；核桃仁去皮炸熟，炒锅上火加油，将鸡丁滑熟捞出控油，原锅留底油上火，煸葱、姜至有香味，下主辅料与调味品，然后放核桃仁，最后勾芡装盘即成	核桃仁含有多种营养素，且有抗抑郁作用；核桃仁生食口感发涩，但做成熟菜就会变成鲜香风味，与鸡肉和黄瓜搭配起来营养更丰富

注：以上食疗方的配量可根据实际情况调整，本表仅供参考。

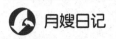

与80后、90后产妇沟通的技巧

月嫂本身要有过硬的技能才能赢得产妇的信任。起初，有的产妇会问我各种各样不同的问题，或让我解释几种现象。我都有条不紊地回答，耐心解释。我的有些做法和观点和书上写的是不一样的，我要向产妇解释清楚，告诉她其中的道理，我这样做的好处。让产妇很信服、理解，信任我是位经验多，知识丰富的月嫂。这为我和产妇的良好沟通打下了基础。

产妇她们刚做完剖腹产手术，身上有个大刀口。即便是自然生的，也特别疼。她们此时此刻肯定很疼。大部分产妇由于激素的原因，都有些焦躁，哭哭啼啼。护理不好，很容易患产分娩后忧郁症，影响产后恢复和育儿。要是我自己的女儿我能不心疼么？我很理解她们。

我会给产妇用热毛巾擦擦脸上的汗珠。她的嘴唇干我会沾点水，及时补充她们的水分。把白开凉好半杯备好，产妇爱口渴，口渴时，我添上热水，一杯温度适宜的温水递到产妇手中。给产妇抚摸或做抚触乳房。她心情好的时候我会说："我知道你疼，女人生孩子可以说是一生中最疼的，但你看看你的宝宝多么可爱。现在你作为一个母亲，为了自己的孩子受多大苦都能忍，等你的孩子长大了，他会好好的报答你的。你现在如果心情不好，哭哭啼啼的，你的奶下不来，你的孩子喂奶粉多不安全啊。"我通常跟她讲："在今后我给你做月嫂的过程中，你千万别受委屈，你要有什么要求，就直接说出来，我一定满足你的要求。"这时，产妇都会向我微微一笑。

第六章
新生儿喂养

学习目标

1. 了解母乳喂养的好处，掌握母乳喂养的指导方法和注意事项。

2. 了解人工喂养的好处，掌握人工喂养的注意事项和用具的清洁方法。

3. 了解新生儿喂水的好处，掌握新生儿喂水的基本方法。

4. 了解特殊新生儿的喂养知识，掌握其注意事项和喂养方法。

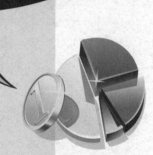

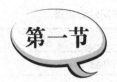

第一节 指导母乳喂养

人体的六大营养素有蛋白质、脂肪、糖（碳水化合物）、无机盐（矿物质）、维生素和水。现在有人把膳食纤维看作第七类营养素。新生儿所需的营养素不仅要维持身体的消耗与修补，更重要的是要供给新生儿生长和发育之用，而母乳无疑最适合新生儿营养需求。

一、了解母乳喂养的相关知识

1.母乳喂养的好处

有些产妇为了早日恢复身材，不想给新生儿进行母乳喂养，月嫂有必要告诉产妇及其家人母乳喂养的好处。

（1）母乳营养成分好，含有适合新生儿生长发育需要的各类营养素（蛋白质、脂肪、碳水化合物、维生素、矿物质和水等），母乳有利于新生儿大脑发育。

（2）因营养比例合适，母乳易于消化和吸收。

（3）富含抗体：尤其是初乳含有免疫球蛋白A，可增加抵抗力，免受细菌感染（感冒、腹泻）（感冒、腹泻）。

（4）增进母婴感情。喂奶时母婴对视、接触、感受肌肤之亲。

（5）有助于母亲的形体恢复，喂奶可消耗母体脂肪等。

（6）母乳喂养可以刺激子宫收缩，减少产后出血，从而加快褥产期的恢复。

（7）母乳喂养能降低乳房癌及卵巢癌的发生，有助于推迟再次妊娠。

2.母乳营养成分和功能特点

（1）母乳的分类。母乳按时间可分为四类，如表6-1所示。

表6-1　母乳的分类

序号	类　　别	功能和特点
1	初乳	初乳即产后1周分泌的乳汁，其特点是色黄，较稠，蛋白质和矿物质量高，有助于胎便排出。初乳含有丰富的抗体
2	过渡乳（移行乳）	过渡乳（移行乳）即产后1～2周分泌的乳汁。此期乳中的蛋白质较初少，脂肪和乳糖较初乳多
3	成熟乳	成熟乳即分娩3周后分泌的乳汁，脂肪含量高，有利于新生儿的脑发育
4	晚期乳	晚期乳即产后10～20个月分泌的乳汁

（2）母乳分泌量。产妇从产后至6个月，乳汁分泌量逐日增多。健康的产妇，产后第2天就有10毫升的乳汁分泌。母乳不同时期的分泌量如表6-2所示。

表6-2　母乳不同时期的分泌量

序号	时　间	用　　量
1	第1周	每日可泌乳250～300毫升
2	第2周后	每日泌乳约500毫升
3	第2个月	每日泌乳约700毫升
4	第4个月	每日可泌乳800～900毫升
5	第6个月	每日可泌乳1000毫升
6	产后9个月时	乳汁分泌开始减少，就要开始考虑增大奶粉的供给量或者适当补充饭食

（3）母乳的营养及功能。母乳的营养及功能如表6-3所示。

表6-3　母乳的营养与功能

序号	养　分	功　　能
1	蛋白质	蛋白质具有营养作用，其中含有代谢过程所需的酶以及抵抗感染的免疫球蛋白
2	脂肪	脂肪适合于脑发育，母乳中的两种必须脂肪酸，即亚油酸和亚麻酸是牛奶中的5倍，母乳的脂肪滴小，易消化、吸收
3	糖	这个糖主要是指乳糖，乳糖在新生儿的消化道内变成乳酸，这种乳酸有助于肠道的正常活动，有助于人体吸收所需要的钙和其他物质（对铁、锌、钙吸收有促进作用）。乳糖可促进肠道内乳酸杆菌大量繁殖，此菌不致病，可抵抗其他致病菌入侵肠道，因此，母乳喂养的新生儿较少得消化道感染疾病
4	维生素	母乳含有多种维生素，如果产妇的饮食充足，其乳汁中的维生素足以满足婴儿最初4～6个月在营养和健康上的需要
5	无机盐（矿物质）	母乳中含有磷、钙、钾、钠、镁、铁、铜、锰等矿物质，其中钙、磷含量最多，且钙、磷比例合适，易于吸收。这些矿物质对婴儿的发育都十分重要，足以满足婴儿最初4～6个月的发育需要

3.哺乳次数

新生儿出生后就应开始哺乳，并实行按需要不定时喂哺。新生儿出生后的1～8天最需频繁哺乳以促使母乳量迅速增多。对于嗜睡或安静的新生儿，应在白天给予频繁哺乳，以满足其生长发育所需的营养。

4.新生儿日哺乳量

正常新生儿全日哺乳量平均数见表6-4，因具体情况的不同，可略有出入。

表6-4　正常新生儿全日哺乳量平均数

出生后时间/天	1	2	3	4	5	6	7	14	30
全日哺乳量/毫升	0	90	190	310	350	390	470	500	560

二、哺乳的相关知识

产妇在哺乳新生儿前月嫂一定要确保乳汁的清洁和卫生，这就需要产妇在哺乳前做一些准备。

1.哺乳时乳房的准备

（1）在哺乳前，产妇应先洗手，然后用热毛巾将乳头和乳晕清洗干净。

（2）乳头污垢不易洗净者，不应强擦，以免擦破皮肤引起感染，应先用棉棒蘸植物油浸湿乳头，使污垢软化，用肥皂水、热水清洗干净，再用软毛巾擦干后哺乳。

2.哺乳时用物的准备

（1）产妇要选择吸汗、宽松的衣服，以方便哺乳。

（2）擦洗乳房的毛巾、水盆要专用。

（3）准备一把稍矮的椅子，供产妇哺乳时使用。

（4）母婴用品要绝对分开使用，避免交叉感染。

（5）另外，要准备吸奶器，以备母乳过多，在新生儿吃饱后，吸出剩余乳汁，这更有利于产妇乳汁分泌，并且不易患乳腺炎。

3.早吸吮和按需哺乳

正常分娩的新生儿，在产后30分钟内母婴之间要进行皮肤接触，并开始第一次喂奶，也称早吸吮。喂奶越早，下奶越早；喂奶越勤，乳汁越多。母婴同室既能增进母子的感情又可以做到按需哺乳。

4.母乳喂养的方法

哺喂时可采用侧卧位和坐位两种姿势，如图6-1所示。

姿势一	侧卧位

产后的最初几天，产妇的身体较虚弱，可采用侧卧位，其方法是：产妇侧卧位，一手搂住新生儿，并稍稍垫高新生儿头部，使新生儿的嘴与产妇乳头成水平状，以适应新生儿吸吮乳头。但要注意睡着后不要压住新生儿的嘴、鼻，以免发生窒息

姿势二	坐位

坐位的哺乳方法是：坐在较低的椅子上，把新生儿放在大腿上，前臂弯曲，托住新生儿的颈部，手托住新生儿的后背，与新生儿胸贴胸，腹贴腹，乳头贴近新生儿的嘴。另一只手的四指放于乳下，拇指放在乳房上方，呈"C"字形托起乳房。用乳头轻碰新生儿的嘴唇，新生儿自动寻觅乳头，并张大嘴，此时快速将乳头及乳晕送入新生儿口中

图6-1 母乳喂养的姿势

贴心提示 ▶▶▶

新生儿吃奶时月嫂要告知产妇一定要用温柔爱抚的目光注视着孩子的眼睛，也可对婴儿讲话。若产妇乳房胀疼或出现硬结，应告诉产妇这是因为乳汁分泌旺盛不能及时排空，可采用局部热敷并用吸奶器将乳汁吸出，直至硬结消散为止。

哺乳时月嫂应指导产妇先喂一侧乳房，吸空后再换另一侧。取出乳头时，可让新生儿自己张口或将手指放到新生儿的上下齿龈之间让他松口。喂完奶后，要把新生儿竖抱，轻拍后背，让新生儿把咽下去的空气排出来，以免溢奶。

5.怎样判断母乳充足

（1）喂奶时伴随着新生儿的吸吮动作，可听见新生儿"咕噜咕噜"的吞咽声。

（2）哺乳前产妇感觉乳房胀满，哺乳时有下乳感，哺乳后乳房变柔软。

（3）两次哺乳之间，新生儿感到很满足，表情快乐、眼睛很亮、反应灵敏，睡眠时安静、踏实。

（4）新生儿每天更换尿布6次以上，大便每天3～4次，呈金黄色糊状。

（5）新生儿体重平均每周增加150克左右，每日增加25～30克。满月时可增加600克以上。

6.怎样判断母乳不够吃

（1）喂奶时听不到新生儿的吞咽声，新生儿吃奶时间长，并且不好好吸吮乳头，常常会突然放开乳头大哭不止。

（2）产妇常感觉不到乳房胀满，也很少见乳汁往外喷。

（3）哺乳后，新生儿常哭闹不止，入睡不踏实，不久又出现觅食反射。

（4）新生儿大小便次数减少（每日正常应是6次以上），排便量少。

（5）新生儿体重增长缓慢或停滞。

7.母乳过多时的挤奶步骤

月嫂在协助产妇挤奶时要告知产妇要按以下步骤进行，如图6-2所示。

第一步 ＞	洗干净双手
第二步 ＞	用热毛巾擦干净产妇乳房
第三步 ＞	用双手的拇指和其他手指配合轻压在产妇乳晕外的部位
第四步 ＞	用拇指和食指同时向下挤压，由轻到重，将乳汁挤出来
第五步 ＞	将挤出的乳汁接在清洁的杯子里

第六步	挤完一侧，再用上述同样的方法挤另一侧
第七步	挤奶后，用乳汁涂在双乳头周围，并晾干
第八步	帮产妇戴上胸罩以保护乳房

图6-2　挤奶的步骤

贴心提示 ▶▶▶

月嫂在协助产妇挤奶时一定告知产妇挤一次就必须挤空乳房。

三、使用母乳喂养产品的步骤

1.协助产妇使用乳盾喂奶的步骤

初为人母的产妇大多不会使用乳盾喂奶，这时月嫂就要协助其按以下步骤使用乳盾。

（1）洗干净双手。

（2）用热毛巾擦干净产妇乳房。

（3）将清洁好的乳盾放于产妇乳头及乳晕上。

（4）产妇将乳盾放于婴儿嘴里。

（5）喂完婴儿后取下，做消毒处理，以备下一次哺乳时使用。

贴心提示 ▶▶▶

产妇在使用乳盾喂奶时，月嫂一定要使用清洁干净，经过消毒后的乳盾。

2.清洁乳盾的步骤

清洁乳盾要按以下步骤进行。

（1）用专用洗涤剂清洗乳盾。

（2）用清水冲洗干净乳盾。

（3）放进专用的消毒锅里加水煮开2分钟就消毒好了。

贴心提示 ▶▶▶

乳盾在消毒锅里煮的时间一定不能超过3分钟。

3.协助产妇使用水凝胶的步骤

产妇使用水凝胶时，月嫂要协助其按以下步骤进行。

（1）月嫂洗净双手。

（2）将水凝胶从包装中取出。

（3）把凹面向下置于产妇乳头和乳晕上。直到下次哺乳时取下。

4.清洁水凝胶的步骤

清洁水凝胶要按以下步骤进行。

（1）用清水冲洗干净。

（2）用手拍平。

（3）放在通风处晾干，产妇喂完奶后再戴上。

 贴心提示 ▶▶▶

如在使用过程中发现水凝胶表面有白膜形成，则说明该水凝胶已不宜使用，需要更换。

四、夜间喂奶的注意事项

新生儿还没有形成一定的生活规律，夜间需要母亲的哺喂。夜晚产妇在半梦半醒的状态下给新生儿喂奶很容易发生意外，所以在这个方面月嫂要提起精神特别小心处理，夜间喂奶的注意事项如表6-5所示。

表6-5　夜间喂奶的注意事项

序号	注意事项	具体内容
1	不要让新生儿含着乳头睡觉	月嫂要告知产妇新生儿含着乳头睡觉会影响新生儿的睡眠，也不能让新生儿养成良好的吃奶习惯，而且还有可能在产妇睡熟后，乳房压住新生儿的鼻孔，造成新生儿窒息死亡
2	保持坐姿喂奶	为了培养新生儿良好的吃奶习惯，避免发生意外，月嫂一定要告知产妇在夜间给新生儿喂奶时，也应像白天那样坐起来抱着新生儿喂奶
3	延长喂奶间隔时间	如果新生儿在夜间熟睡不醒，可尽量少惊动他，把喂奶的间隔时间延长。一般新生儿期的婴儿，晚上喂两次奶就可以了

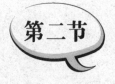 第二节　新生儿的人工喂养

产妇患有疾病或其他原因不能喂母乳，而全部用其他奶类或代乳品喂养，称

为人工喂养。人工喂养选用牛奶、羊奶和奶粉代替母乳。目前有多种配方奶粉，分别适用于不同月龄的婴儿。配方奶粉不需要加热，直接用温开水冲调即可。一般3～4小时喂一次。

一、人工喂养新生儿每日需要的奶量

人工喂养新生儿每日需要的奶量详见表6-6。

表6-6　人工喂养新生儿每日需要的奶量

月龄	每日奶量/毫升	每日哺喂次数/次	每次奶量/毫升
1～2周	200～400	6～7	30～70
2～4周	400～600	6～7	60～90
1个月	700左右	6～7	100～120

二、冲调奶粉

1.冲调奶粉的步骤

人工喂养时冲调奶粉的步骤如图6-3所示。

第一步	冲奶前，月嫂必须先洗净双手
第二步	冲奶时，取消毒过的奶瓶，先加入适量的温开水，开水温度最好在40～60摄氏度之间
第三步	再加入正确数量的奶粉，奶粉需松散的，不可紧压；将匙中的奶粉用筷子或刀子刮平，对准奶瓶将奶粉倒入奶瓶
第四步	给奶瓶套上奶嘴，轻轻摇晃均匀即可
第五步	先将奶瓶倒置，在手臂内侧滴一滴，确定温度是否合适。将奶瓶倒置时，刚开始1～2秒，奶水是以细细的直线流下，然后一滴接一滴流下，注意此时手不要碰到奶嘴

图6-3　冲调奶粉的步骤

2.调制奶粉的注意事项

（1）正确的冲调方法是将定量的40～60摄氏度的温开水倒入奶瓶内，再加入适当比例的奶粉。一般在30毫升水中加入一平勺奶粉，调匀即可。最好现配现吃，以避免造成污染及变质。

（2）已经冲调好的奶粉若再煮沸，会破坏蛋白质、维生素等营养物质原有的营养成分。

（3）不可自行增加奶粉的浓度及添加辅助品，因为这样会增加新生儿的肠道负担，导致消化功能紊乱，引起便秘或腹泻，严重的还会出现坏死性小肠结肠炎此外，当新生儿患病服药时，不可将药物加到奶粉中给新生儿服用。

3.给新生儿冲奶粉

给新生儿冲奶粉要按以下几个步骤进行。

（1）在奶瓶里倒入需要的温开水（煮沸过的热开水冷却至40摄氏度左右）。

（2）用汤匙舀起奶粉，舀起的奶粉需松松的，不可紧压。注意不可将奶粉先倒入奶瓶。

（3）盖上奶嘴，摇晃均匀，并检查奶的温度及流速。切忌上下摇晃，以免奶起泡。

（4）将奶瓶倾斜，滴几滴奶液在手腕内侧，试试温度，感觉不烫即可。

三、给新生儿人工喂奶

1.新生儿喂奶步骤

月嫂给新生儿喂奶要按如图6-4所示步骤进行。

第一步	给新生儿戴上围嘴，免得湿了衣服
第二步	把新生儿竖立直抱或者倾斜抱着
第三步	喂奶时，将奶瓶倾斜地靠近新生儿嘴边
第四步	新生儿吸进奶嘴后，将牛奶充满整个奶嘴，并将奶瓶略为转动，以防新生儿吸入过多空气
第五步	喂完奶后将新生儿竖直抱起排气。给新生儿喂完后，不能马上让新生儿躺下应该先把新生儿竖直抱起靠在肩头，让新生儿坐在大腿上，支撑其前方下巴处，轻拍新生儿后背，让其打个嗝儿，排出胃里的空气，以避免吐奶

图6-4　新生儿人工喂奶的步骤

2.人工喂奶注意事项

人工喂奶时，月嫂要注意以下事项。

（1）喂奶前须洗净双手。

（2）喂奶前将奶液滴几滴于手背或手臂处试温度，以不烫、不凉为宜。

（3）喂奶时将奶瓶竖起，使奶液充满奶嘴，以免新生儿吸入空气。

（4）喂奶后抱起新生儿轻拍背部，使其打嗝，排出空气。

（5）如有剩余奶则应倒掉，不要留到下次再喂。

（6）奶瓶和奶嘴要认真清洗，煮沸消毒，可放在开水中煮沸10分钟。

3.人工喂奶其他注意事项

（1）新生儿特别容易在喂奶过程中感染病菌。因此，在冲奶之前先用清水及肥皂洗手，

以保护新生儿免受病原菌的侵袭。

（2）奶嘴洞可分为圆洞形、十字形和Y形，体重较轻或吸吮力较弱的新生儿宜用大小合宜的圆洞形奶嘴；十字形和Y形奶嘴，在奶瓶倒置时，奶不会流出，适合较大的新生儿。

（3）奶嘴洞太小时，新生儿会厌烦而哭闹不安或因吸吮太累而睡着，影响摄取的奶量；如果奶嘴洞太大，新生儿则易被呛到或者因吸入太多的空气而吐奶。

（4）用滚烫开水冲冲奶粉，易结成凝块，可能造成新生儿消化不良。喂完奶后抱起轻拍背，使其打嗝。

4.新生儿呛奶的预防

新生儿呛奶多为生理性的，因此在新生儿喂养的过程中应按照防止溢奶的护理。人工喂养的奶嘴开孔要适度，选择仿母乳奶嘴。一次喂奶量不宜过大。喂奶时奶瓶中的奶应该完全充满奶嘴，避免同时进入空气。喂奶后不宜过多变动新生儿体位，以免发生吐奶，预防呛奶的发生。

5.新生儿呛奶的处理

新生儿呛奶后，月嫂需要采取相关措施。

（1）新生儿发生呛奶后不能等待，应该进行紧急处理。

（2）新生儿呛奶后表现出呼吸道不通畅，憋气，面色红紫，哭不出声。此时应将新生儿面朝下，俯卧于产妇腿上，为保持新生儿呼吸道平直、通畅，新生儿的体位要取头低脚高位，以利于呛入的乳汁流出。

（3）紧急处理应该等到新生儿哭出声来，憋气情况明显缓解，才能告一段落。

 贴心提示 ▶▶▶

如果呛奶情况紧急，以上处理无效，则应该一边处理，一边送医院，但是即使是送医院，也一定同时继续以上紧急处理操作，绝不能坐等到去医院处理。

 【案例】

喂奶后三部曲

给新生儿喂了奶后，不要就不管他或是直接就让他睡了，可以先进行喂奶后的三部曲。新生儿喂奶后的三部曲如下。

一抱：新生儿或小婴儿哺乳后，得到了饱足与母爱，吸吮时又费了气力，

喂奶后常常安稳的睡了。这时不急于卧倒入睡。应将头部略抬高,抱3~5分钟。由于新生儿未发育完善的胃与食道极易将刚吃过的奶溢出。不但有造成窒息的危险,还可因溢乳被压至短而宽的耳咽管内,而造成中耳炎。

二拍:每次喂完奶抱起新生儿,母子面部相对,新生儿头部靠在母亲肩上。母亲前臂托住新生儿臀部,手托背部,另一手轻拍新生儿背部。使新生儿将哺乳时吞入的空气排出,当婴儿打呃后,再放倒安睡。这样可防止胃中的空气将奶"推"出而溢奶,还可以防止气在腹中造成的腹胀与不适。

三右侧卧位:安睡的新生儿放右侧卧位,这样被胃酸消化了的奶可顺利的流向十二指肠,新生儿会较少吐奶、溢奶。

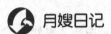 月嫂日记

宝宝正头型差点断气

有次在妇幼医院照护一个男宝宝,宝宝姥姥来看外孙,一进门看到宝宝侧躺,就急忙把宝宝头给正过来。还说这样侧躺等孩子长大了就成了扁瓜柚子头了。走了以后经常打电话,嘱咐宝宝妈妈怎么样正头型。回家后做了一堆用布胶带缠着的布卷,挡着宝宝的小脑袋,不让孩子动,姥姥走了后,我就告诉宝宝妈妈,刚给宝宝喂完奶这样做是不对的。大约十来天后,宝宝中午刚喂完奶躺下不久,宝宝鼻子嘴里一块往外喷奶,突然间没气了。我赶紧把他抱起倒过来,使劲弹他的脚心,让他哭出来,我摸他的小脚和小手,都是冰凉的,吓得我一身冷汗,好在宝宝救回来了。

大人刚吃完饭就躺下尚且不舒服,何况身体各器官和功能都没有发育完善的新生儿。新生儿的身体太柔嫩太脆弱了,我们在照料新生儿的时候不仅要格外用心,更要掌握正确的护理知识和技巧,才能在出现各种情况的时候处理得游刃有余。

四、奶瓶的清洁及消毒

1.奶瓶的清洁

把奶瓶的瓶身、锁紧环和奶嘴三部分分开,放在清水中,用奶瓶专用洗洁精清洗。可以用海绵和刷子清洗奶瓶的内部,而在清洗奶嘴时,要特别注意,只能用手指和奶瓶专用洗洁精小心清洗,因为带刷毛的刷子可能会刷掉奶嘴上的硅。

2.奶瓶的消毒

(1)微波消毒。在清洗完奶瓶的各个部件后,就要对它们进行消毒。简便快

速的方法可以分为微波消毒和蒸汽消毒。把清洗后的奶瓶盛上清水放进微波炉中，打开高火设定10分钟就可以了。

微波消毒后，应该把留在奶瓶内的水彻底倒干净，倒扣沥干后放在通风干净的地方放凉。

（2）蒸汽消毒。利用天然的蒸汽，可以消灭99.9%的有害细菌，同时，也能避免对奶瓶的损害。先在蒸汽消毒锅的底座盛水箱中倒入100毫升自来水，将大蒸篮放置在底座上，再将小蒸篮放在大蒸篮上。放上奶瓶，盖上小蒸篮的顶盖。然后插上电源，按电源启动按钮，就可以开始消毒了。10分钟以后消毒完成，蒸汽消毒锅会自动关闭。最后将消毒好的奶瓶放置在干净的地方晾干，以备使用。如果不急着使用这些奶瓶，可以不用打开盖子，直到下一次需要时再拿出来。

 贴心提示 ▶▶▶

蒸汽消毒奶瓶时要注意各部件都必须完全浸没在水里，而且尽量离开锅子的边缘。水不能放得很满，要开中小火，火焰不能超过锅子底，这样煮才安全。因为塑料最多都不能超过120度的耐热温度。如果水没有盖没、东西靠在了锅边、火开得很大或煮的时候忙别的事而忘记了，都可能会把奶瓶烧化。即使没有看出烧化的痕迹，也可能局部因为受热不均匀而析出有害成分（因为塑料中含有双酚A，一种对新生儿有害的环境激素，塑料奶瓶中一般都会有。而且温度越高、使用时间越长，双酚A析出越多。所以塑料奶瓶至少每4个月更换，玻璃就没有这个问题。塑料的就用来装温水而且尽量不要用刷子刷）。

 相关知识13：▶▶▶

奶瓶和奶嘴的选择技巧

1.奶瓶的选择

一看二摸：奶瓶分为瓶身和奶嘴两个部分，在选择奶瓶时，首先要看奶瓶的透明度如何，一般好的奶瓶透明度很高，能够清晰地看到奶的容量和状态，瓶身最好不要有太多的图案和色彩。另外，好的奶瓶硬度较高，这一点用手捏一捏就可以感觉出来，太软的材质遇到高温就会变形。

2.奶嘴的选择

奶嘴是婴儿吮吸乳汁时嘴唇要直接接触的地方，因此，奶嘴不仅关系到婴儿健康还关系到婴儿的发育。面对市场上琳琅满目的奶嘴，如何才能挑选到适合的呢？

奶嘴的软硬度要适中，最好是硅胶材质的，因为硅胶的性能比较稳定，耐热强、弹性好、不易老化，并且硅胶奶嘴更接近母亲的乳头，婴儿比较容易接受。

除了要注意材质和软硬度外，奶嘴的孔型也不能忽视。奶嘴的孔型应该和孩子的月龄相称。奶嘴孔型分很多种，不同的孔型与乳汁流量的大小有关。

小圆孔是慢流量的，中圆孔是中流量的，大圆孔是大流量的，十字孔的流量是最大的。圆孔的奶嘴适合1～3个月的婴儿，奶水能够自动流出，且流量较少；十字孔奶嘴适合3个月以上的婴儿，能够根据婴儿吸吮力量调节奶量，流量较大。

月龄小的孩子应该选择孔小一点儿的奶嘴，否则可能造成孩子呛奶；月龄大的孩子吸吮能力有所增强，可选择孔大一些的。

如果想要知道奶孔的大小是否适中，可以在奶瓶里加水，然后把奶瓶倒过来，观察水的流量。一般情况下，大小适中的奶孔，水呈点滴状；如果奶孔过大，则水呈线柱状。

另外，奶嘴的吸头最好选择近似母亲乳头的形状，中间弧度与乳房相似。

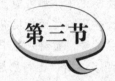

第三节 给新生儿喂水

一、给新生儿喂水的必要性

人体的大部分是水，年龄越小，体内水分所占比例越高。足月儿水分约占体重的75%，早产儿占80%左右，成人占60%左右。由于新生儿体表面积较大，每分钟呼吸次数多，水分蒸发量也较多，而他们的肾脏为排泄代谢产物所需的液体量也较多。因此，新生儿按每千克体重计算，所需的液体较多。在第1周以后，新生儿每天需要液量为每千克体重120～150毫升。所以，除了喂奶，月嫂千万不要忘记给新生儿喂水。用牛奶喂养者或炎热夏季出生的新生儿，尤其要注意喂水。

二、新生儿喂水时间与频率

新生儿出生后，可在6～8小时之后开始哺喂。在喂奶之前，可先喂一两次糖水，观察新生儿吸吮能力和有无吐奶等现象，身体健壮的可早喂，身体较弱的可晚喂几个小时。

以后每隔3～4小时喂一次，夜间可少喂一次。

三、新生儿喂水的要求

　　每次喂水15～20分钟。如该喂奶时，母乳尚不足，可先用10%的葡萄糖水或用兑一半水的牛奶代替。但仍要让新生儿定时吸吮母乳，以催母乳分泌。

　　人工喂养的新生儿可以在两餐之间喂点糖水，但不能过甜。大多家长会以自己的感觉为标准，自己尝过后觉得甜才算甜。其实，新生儿的味觉要比大人灵敏得多，大人觉得甜时，对新生儿来说就过甜了。用高浓度的糖水喂新生儿，最初可以加快肠蠕动，但不久就转为抑制作用，使新生儿腹部胀满。喂新生儿的糖水应以大人觉得似甜非甜为宜。喂水不要过量，以免使新生儿心脏、肾脏负担加重。这些月嫂要注意，并告知新生儿的家长。

四、新生儿喂水的步骤

1.用勺子喂水的步骤
　　月嫂用勺子给新生儿儿喂水时要按如图6-5所示步骤进行。

第一步	在碗里倒入开水
第二步	用勺子在碗里搅拌一会，让开水凉得快一些
第三步	用勺子舀一勺温开水滴在自己的手腕内侧处，如果水的温度合适了就可以喂了
第四步	给新生儿戴上围嘴，免得湿了衣服
第五步	把新生儿竖立直抱或者倾斜抱着
第六步	将装着水的勺子慢慢地放到新生儿的嘴边，勺子不要装得太满
第七步	等到新生儿张大嘴时，勺子放进新生儿嘴里稍稍倾斜就喂进水了

图6-5　用勺子喂水的步骤

 贴心提示 ▶▶▶

　　新生儿的水不能用嘴试试。很多的病菌都藏在人的鼻咽部。会传染给新生儿的。喂水时不要太快了，太快容易呛到新生儿。

2.用奶瓶喂水的步骤
　　月嫂用奶瓶给新生儿喂水时要按如图6-6所示步骤进行。

第一步	在碗里倒入开水
第二步	用勺子在碗里搅拌一会，让开水凉得快一些
第三步	用勺子舀一勺温开水滴在自己的手腕内侧处，如果水的温度合适了就可以往奶瓶里装了
第四步	给新生儿戴上围嘴，免得弄湿新生儿的衣服
第五步	把新生儿竖立直抱或者倾斜抱着
第六步	将奶嘴轻轻地靠近婴儿嘴边
第七步	等新生儿吸进奶嘴后，将水充满整个奶嘴，并将奶瓶略为转动，以防新生儿吸入过多空气

图6-6 用奶瓶喂水的步骤

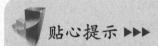 贴心提示 ▶▶▶

月嫂在给新生儿喂水时切记不能太烫。一定要试好温度后才可给婴儿喂。还有奶嘴绝对不太大，以防呛着新生儿。

五、给新生儿喂水的注意事项

月嫂在给新生儿喂水时，需要注意以下事项。

（1）不能等到新生儿口渴时再喂水，而要定时喂。新生儿是"水做的娃娃"，年龄越小，身体含水量越高。如果失水量达体重的10%以上就会危及生命。新生儿不会表示口渴，有时哭闹，实际上是口渴而不是饥饿。而当婴儿口渴要求饮水时，身体已经处于轻度脱水的状态。因此，应养成定时给婴儿喂水的好习惯。

（2）新生儿的最佳喂水时间是早晨和午睡起床后，以便提供起床后运动的水分需要。

（3）在活动过程中，新生儿儿会失去较多的水分，此时一定要注意及时补充。

（4）餐前半小时至1小时要给新生儿喂适量的水，使水分及时补充到全身细胞中。

（5）夏季即使天气非常炎热，也不能给新生儿喂冰水。

（6）要保持新生儿饮用水的卫生。如果新生儿家里用的是饮水机，一定要经常清洁污垢。给新生儿喂水的奶瓶或杯子一定要每天消毒。

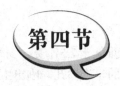 特殊新生儿的喂养

一、牛奶过敏的新生儿怎么喂

有的产妇没有奶或是无法给新生儿哺乳，但新生儿肠胃功能发育较差，可能会对牛奶过敏，这种情况下月嫂要格外注意，避免因为粗心大意而对新生儿的身体造成伤害。

1.新生儿牛奶过敏的原因

（1）乳糖耐受不良。新生儿的肠道中缺乏乳糖酶，对牛奶中的乳糖无法吸收，所以消化不良。通常此类患儿只有胃肠方面的不适，大便稀糊，如果停止奶水，则症状很快会改善。

（2）牛奶蛋白过敏。新生儿对牛奶中的蛋白质产生过敏反应，每当接触到牛奶后，身体就会发生不适症状（尤其是胃肠道最多）；不论大人小孩皆有可能发生牛奶蛋白过敏，因为婴幼儿多以牛奶为主食，所以是最容易发生牛奶过敏的时期。

因为胃肠最先接触到牛奶，所以牛奶过敏的症状以胃肠方面的不适为最多，如腹泻、呕吐、粪便中带血、腹痛、腹胀等。

当牛奶中的蛋白质被胃肠吸收后，随着血液运送到全身的各个器官，也会产生不同器官的过敏反应，而有一些症状，只要停止接触牛奶，身体上的不适马上就会消失。不同器官的过敏反应如下。

① 皮肤方面：约50%～70%易有异位性皮肤炎、起红疹、过敏疹等。

② 呼吸方面：约20%～70%有气喘、气管炎、痰多、鼻炎、中耳炎等。

③ 其他：如过敏性休克、肾脏症候群、夜尿、睡不安宁、烦躁、眼结膜炎、眼皮红肿等。

2.牛奶过敏的新生儿食用特别配方的奶粉

如确定新生儿为牛奶过敏，最好的方法就是避免接触牛奶的任何制品。目前市场上有一些特别配方的奶粉，又名"医泻奶粉"，可供对牛奶过敏或长期腹泻的婴儿食用。

"医泻奶粉"与一般配方奶粉的主要区别是：以植物性蛋白质或经过分解处理后的蛋白质取代牛奶中的蛋白质；以葡萄糖替代乳糖；以短链及中链的脂肪酸替代一般奶粉中的长链脂肪酸。其成分虽与牛奶不同，但仍具有新生儿成长所需的营养及热量，也可避免新生儿出现过敏等不适症状。

二、早产的新生儿如何喂养

早产新生儿是指胎龄未满37周，出生时体重低于2.5千克，身高小于46厘米的婴儿。凡出生体重低于1.5千克以及不能吸吮的早产婴儿，刚出生时一般家庭是无法自行喂养的，必须留在医院继续观察。下面介绍的是出生体重为1.5～2.5千克的早产儿的喂养。

1.用何种乳类来喂养早产儿

母乳是早产儿最理想的天然营养食品。早产儿生理机能发育不是很完善，要尽一切可能用母乳（特别是初乳）喂养。母乳内蛋白质含乳白蛋白较多，它的氨基酸易于促进新生儿生长，且初乳含有多种抗体，这些对早产儿尤为重要。用母乳喂养的早产儿，发生消化不良性腹泻和其他感染的机会较少，婴儿体重会逐渐增加。

在万不得已的情况下才考虑用代乳品喂养早产儿。首选为优质母乳化奶粉，它的成分接近母乳，营养更易吸收，能使婴儿体重较快增长；也可考虑用鲜牛奶喂养，但采用时应谨慎，以减低牛奶脂肪含量，增加糖量，使之成为低脂、高糖、高蛋白的乳品。

> **贴心提示 ▶▶▶**
>
> 在用代乳品喂养的过程中，要密切注意婴儿有无呕吐、腹泻、便秘以及腹胀等消化不良的症状。

2.早产新生儿的喂养量

早产儿的吸吮能力和胃容量均有限，摄入量是否足够，不像足月新生儿表现得那么明显，因此，必须根据婴儿的体重情况给予适当的喂养量。由于早产儿口舌肌肉力量弱，消化能力差，胃容量小，而每日所需能量又比较多，因此，可采用少量多餐的喂养方法。给早产新生儿的吃奶量，可以按照以下公式计算。

（1）最初10天内早产新生儿每日喂奶量（毫升）={（新生儿出生实足天数+10×体重（千克）}÷100

（2）生后10天以上早产新生儿每日喂养量（毫升）=1/5～1/4体重（千克）

3.早产新生儿的喂养次数

如果采用人工喂养，一般体重1.5～2千克的早产儿一天喂哺12次，每2小时喂一次；2～2.5千克体重的婴儿一天喂8次，每3小时喂一次。不同新生儿每日的喂奶量差别较大，新生儿期每日可喂奶10～60毫升不等。如新生儿生长情况良好，则夜间可适当延长喂哺间隔时间，这样可以在保证摄入量的基础上逐步养成夜间不喂的习惯。

母乳喂养的早产儿月嫂应该经常为其称体重，观察其体重的增加情况，判断喂养是否合理。一般足月新生儿在最初几日内由于喂哺不足或大小便排泄的原因，体重略有减轻，这是正常现象。但早产儿此时体重的维持至关重要，月嫂要重视出生后的早期喂养，设法防止其体重的减轻。

4.早产新生儿的喂养时间

一般在出生后6～12小时开始喂糖水，24小时开始喂奶。体重2千克左右的早产新生儿可以每3小时喂一次奶；体重1.5千克以下的早产新生儿，每2小时喂一次奶。

5.早产新生儿的喂养方法

早产新生儿最好吃母乳，母乳容易消化吸收，且营养全面不容易发生腹泻和消化不良等疾病。

（1）有吸奶能力、体重在1.5千克以上的。如果一般情况良好，可以直接吃母乳。开始每天吃1～2次，每次5～10分钟，第一次喂2～3分钟。如果没有疲劳现象，可逐渐增加喂奶时间和次数。

（2）新生儿吸吮能力差的，可把母乳挤到奶瓶里，蒸煮后用奶瓶、小勺或滴管喂奶。

（3）新生儿吸吮和吞咽能力差的，可使用套有橡胶管的滴管喂奶。如果母乳没有了，可以去买专门为早产新生儿制作的配方奶粉。

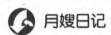 **月嫂日记**

早产儿出院后如何护理

早产儿会经常呕吐。早产儿易发生紫绀，就是局部或全身因血液中缺氧，皮肤和黏膜变成了青色的症状。

早产儿出院后，月嫂要告知其父母不要以为宝宝就平安无事了，更精心的培育还在后面呢。由于早产儿免疫力低下，抗病能力弱，因此，首先注意的是不要使早产儿传染上疾病。为此，需提醒新生儿家长除了专门照料宝宝的人以外，其他人员都不要接近宝宝；同时，要告诫新生儿家长不要在家喂养小猫小狗，因为猫狗身上往往带有病菌；另外，室内空气要清新，常开窗户通风换气。冬天要注意保暖，不要让风直接吹到宝宝的身上。

我在为宝宝授乳、擦身体和换尿布时，动作都会尽可能地敏捷，轻手轻脚。例如，换尿布时不能像对待健康儿那样握住两脚向上提，而要轻轻地把早产儿的臀部和整个后背向上抬起来，尿布也不能压迫身体，要准备一些窄小、柔软的尿布才好。

早产儿会经常呕吐。早产儿易发生紫绀，就是局部或全身因血液中缺氧，皮肤和黏膜变成了青色的症状。这是早产儿的危险信号，我会特别地留心，如有这种情况，会及时带宝宝到医院就诊，千万不要耽搁。

由于早产儿机体状况很弱，因此不要让早产儿消耗体力，不要加重早产儿的心脏负担，而保暖和安静对早产儿显得更为重要。另外，一定要在能看到早产儿的地方照看宝宝，以防紧急情况的发生。

只要小心呵护，耐心细致地照顾早产儿，他们会慢慢变得和健康的宝宝一样。在我的精心照顾下，很多早产儿都顺利地长成了健康的宝宝。

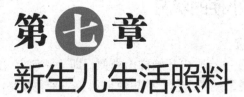

第七章
新生儿生活照料

学习目标

1.了解新生儿大小便的状况和规律，掌握其照料方法。

2.了解新生儿如何穿脱衣服，掌握其要法和注意事项。

3.了解新生儿的洗浴知识，掌握其护理方法和注意事项。

4.了解新生儿的睡眠需求，掌握其护理方法和注意事项。

5.了解新生儿意外伤害的知识，掌握其预防和护理知识。

新生儿来到人世，身体各方面都很柔嫩，需要大人们精心地呵护才能更好地成长，尤其是新生儿的生活照料，这是月嫂最主要的工作内容之一，要想成为一名专业、优秀的月嫂，这方面的知识必须得牢牢掌握。

 **第一节　新生儿大小便照料**

一、新生儿大小便的状况

1.新生儿大便的状况

大多数新生儿出生后12小时内开始排出粪便，即"胎便"。出生后第一天排出的完全是胎便，颜色通常是深绿色、棕黑色或黑色，呈黏糊状，没有臭味。接下来几天，粪便颜色逐渐变淡，一般在3～4天内胎便排尽，新生儿粪便转为黄色。如果新生儿出生24小时以后不见胎便排出，应报告医生，请其进行检查，看看有无肛门、有无腹部膨隆和包块等情况，以确定是否有消化道的先天异常。

2.新生儿小便的状况

多数新生儿出生后第一天就开始排尿，但尿量很少，全天尿量通常只有10～30毫升；小便次数开始也不多，第一天只有2～3次；尿色开始较深，一般呈黄色，以后随着开始喂奶，新生儿摄入的水分逐渐增加，小便总量逐天增加，小便次数也逐渐增多，到出生后一周小便次数可增加到每天10～30次，小便颜色也慢慢变淡。

少数新生儿出生后刚排出的小便略带砖红色，这是由于尿酸盐沉积所致，属正常现象，一般不必特殊处理，只需增加喂奶量，过几天即可逐渐消失。

二、新生儿大小便的规律

新生儿大小便有一定的规律，月嫂要了解这些规律并告知新生儿家长，这样会减轻新生儿大小便护理的负担，也可减少新生儿患尿布疹等病症的风险。新生儿大小便规律如下。

（1）新生儿一般在吃奶、喝水之后15分钟左右就可能排尿，然后隔10分钟左右可能又会排尿。月嫂应掌握这一规律，有意识地给新生儿把尿。

（2）吃母乳的新生儿一天可能大便3～5次，喝牛奶的新生儿一天大便1次居多，有的可能2天大便1次，容易便秘。

（3）新生儿大便前一般会有些表现，如发呆、愣神、使劲等，这时应及时发现并抱起他，帮助他顺畅排便。

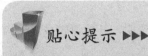

贴心提示 ▶▶▶

　　新生儿不能把屎把尿，因为刚出生的新生儿骨骼都没有发育好，肌椎特别软，这时如果把屎把尿肌椎是弯曲的，时间长了也许肌椎受伤后果不堪设想。

三、不同喂养方式的排便次数

1.母乳喂养新生儿的排便次数

　　母乳喂养的新生儿在出生后几周内，每天会有几次排便，有些在每次哺乳后都排便，通常是浅黄色面糊状或浓奶汤状。在1～3个月时排便次数慢慢减少，有的1天只排便1次，还有的需隔1天或更长时间排便1次。对于这种情况，只要新生儿没有不适，就不必担心。母乳喂养的新生儿即使2～3天排便1次时，大便都应该是软的。

2.人工喂养新生儿的排便次数

　　人工喂养的新生儿每日可排便1～4次，并逐渐过渡到每天1～2次。作为月嫂，要注意新生儿大便是否正常，如果大便正常，排便的次数多少并不重要。

四、如何辨别新生儿大小便的异常

　　观察大小便性状是判断新生儿是否健康的一个重要方法。

1.新生儿大便状况的辨别

　　正常情况下，新生儿出生后24小时内排出胎便。胎便中含有胎儿时期的肠黏液腺分泌物、脱落的上皮细胞、毳毛、皮脂、胆汁等，这种肠腔中的混合液并非是肠道出血，完全不必担心。如果新生儿出生24小时后尚无大便排出时，应该请医生检查是否患有先天性消化道畸形。

　　月嫂可以通过观察新生儿的大便，了解母乳的质量，也可以得知新生儿母亲的营养是否适当，以便调整饮食结构及科学哺乳。新生儿大便状况与母乳质量的关系如表7-1所示。

表7-1　新生儿大便状况与母乳质量的关系

序号	新生儿大便状况	母乳质量
1	新生儿的大便呈黄色，且粪与水分开，大便次数增多，说明新生儿消化不良	说明母乳中含糖分太多。因为糖分过度发酵使新生儿出现肠胀气，大便多泡沫、酸味重
2	新生儿的大便有硬结块、臭味特别重	母乳中蛋白质过多，此时应限制产妇鸡蛋的摄入量
3	新生儿大便色绿、量少且次数多	母乳喂养不足，需增加哺乳次数

第七章　新生儿生活照料

107

2.新生儿小便状况的辨别

新生儿可在分娩中或出生后立即排小便，尿液色黄透明，开始量较少，一周后排尿次数增多，每日可达20余次。

如果新生儿出生后24小时尚无小便排出时，应该请医生检查是否患有先天性泌尿道畸形。

3.新生儿几种异常大便的性状及处理方法

新生儿几种异常大便的性状及处理方法如表7-2所示。

表7-2　新生儿异常大便的性状及处理方法

序号	异常大便性状	处理方法
1	粪便量少，次数多，呈绿色黏液状	这种情况往往是因为喂养不足引起的，这种大便也称"饥饿性大便"。只要给予足量喂养，大便就可以转为正常
2	大便中有大量泡沫，呈深棕色水样，带有明显酸味	这可能是由于新生儿摄入过多的淀粉类食物（如米糊、乳儿糕等），对食物中的糖类不消化所引起的，如果排除新生儿肠道感染的可能性，就应该调整新生儿的饮食结构
3	粪便中水分增多，呈汤样，水与粪便分离，而且排便的次数和量有所增多	这是病态的表现，多为肠炎、秋季腹泻等病。丢失大量的水分和电解质会引起新生儿脱水或电解质紊乱，应该建议雇主立即带新生儿到医院就诊
4	大便稀，呈黄绿色且带有黏液，有时呈豆腐渣样	这可能是霉菌性肠炎，患有霉菌性肠炎的新生儿同时还会患有鹅口疮，如果婴儿有上述症状，需到医院就诊
5	大便恶臭，如臭鸡蛋味	这主要是新生儿蛋白质摄入过量，或蛋白质消化不良。应注意配奶浓度是否过高，进食是否过量，可适当稀释奶液或限制奶量1～3天
6	大便变稀，含较多黏液或混有血液，且排便时新生儿哭闹不安	应该考虑是不是因为细菌性痢疾或其他病原菌引起的感染性腹泻，应该及时到医院就诊
7	大便为淘米水样，排便无腹痛，新生儿快速出现脱水、抽搐、休克等症状	这种情况提示新生儿患霍乱病的可能性比较大，必须立即到医院就诊，以免延误病情
8	大便呈白色或陶土色，且伴有黄疸、瘙痒等症状	首先考虑是胆道梗阻，应该及时到医院检查和治疗。延误诊断和治疗会导致永久性肝脏损伤
9	出现血便	血便的表现形式多种多样，如果新生儿肠道出血，首先应该看看是否给孩子服用过铁剂或大量含铁的食物，如动物肝、血所引起的假性便血。如果大便呈赤豆汤样，颜色为暗红色并伴有恶臭，可能为出血性坏死性肠炎；如果大便呈果酱色可能为肠套叠；如果大便呈柏油样黑，可能是上消化道出血；如果是鲜红色血便，大多表明血液来源于直肠或肛门。以上状况均需立即到医院诊治

4.新生儿小便异常反映的疾病

新生儿小便异常反映的疾病如表7-3所示。

表7-3　新生儿小便异常反映的疾病

序号	小便异常症状	反映的疾病
1	小便次数较多，每次尿量少，小便时疼痛哭闹	可能尿道有炎症
2	小便金黄色或橘黄色	可能受维生素B_2、黄连素、痢特灵等药物的影响
3	小便啤酒色或发红，为血尿	多见于肾炎，此病多见于3～8岁的孩子，2岁以下少见，有的新生儿由于盐结晶把尿布染红，不算病态
4	小便棕黄色或浓茶色，摇晃尿液时，黄色沾在便盆上，泡沫也发黄	多见于黄疸型肝炎
5	小便放置片刻有白色沉淀	如果新生儿一切正常，尿检查除盐类结晶外，没有其他异常，不属病态，多喂点水，沉淀即会消失

新生儿大小便状况能够很好地反映其身体健康状况，如果需要带其去医院就诊，可以在家中提前留取新生儿的大便样，以便到医院能够及时进行化验，尽早得到医治。

五、新生儿大小便后的清洁处理

新生儿不懂得控制大小便，屁股经常会沾上大小便，一旦发现新生儿大小便，要及时更换尿布，否则容易导致新生儿患尿布疹等病症。每次大便后要及时清洁新生儿臀部，新生儿臀部清洗时不仅要注意是否洗得干净，还要注意不要因为手力过重伤到新生儿。皮肤时刻保持清爽。

1.女婴大小便的清洁处理

女婴大小便的清洁步骤如图7-1所示。

第一步 ▷ 让新生儿平躺在床上，解开纸尿裤，擦去肛门周围残余的粪便，用湿巾纸或洁净的温湿毛巾擦洗小肚子各处，直至脐部

第二步 ▷ 用一块干净的温湿毛巾擦洗新生儿大腿根部所有皮肤褶皱，由上向下、由内向外擦

第三步 ▷ 用左手抬起新生儿的双腿，并把右手指置于女婴双踝之间。接下来用湿纸巾清洁其外阴部，注意由前后擦洗，防止肛门处的细菌进入阴道和尿道。然后再用干净的湿纸巾清洁肛门，最后用干净的温湿毛巾清洁屁股及大腿，向里擦洗至肛门处

第四步 ▷ 擦干双手，用干净的温湿毛巾抹干新生儿的屁股。如果患有红臀，可以先让新生儿光着屁股玩一会儿，使屁股干透，并在外阴部四周、阴唇及肛门、臀部等处擦上护臀膏

图7-1　女婴大小便的清洁步骤

贴心提示 ▶▶▶

一般不建议给女婴用爽身粉。女性的盆腔与外界是相通的，外界环境中的粉尘、颗粒都能通过外阴、阴道、宫颈、宫腔、开放的输卵管进入到腹腔，并附着在卵巢的表面，这会刺激卵巢上皮细胞的增生，进而诱发卵巢癌。

2.男婴大小便的清洁处理

男婴大小便的清洁处理步骤如图7-2所示。

第一步	让新生儿平躺在床上，解开纸尿裤，男婴常常在此时开始撒尿，因此，解开纸尿裤后仍将尿布的前半片停留在阴茎处几秒钟，等他尿完。利用纸尿裤的吸水性，兜住尿液，以免弄湿和污染床垫
第二步	先用左手抓住新生儿的两只脚踝向上拉起，右手指置于其两踝之间，以免因两腿挤压得过紧造成新生儿疼痛不适。再用右手翻开纸尿裤，用湿纸巾擦去肛门周围残余的粪便，将纸尿裤前后两片折叠，暂时垫在屁股下面。然后，放下新生儿的两脚，再用专门的湿纸巾或洁净的温湿毛巾擦洗屁股
第三步	先擦洗肚皮，直到脐部。在清洁大腿根部和外生殖器的皮肤褶皱，由里往外顺着擦拭。用干净的温湿毛巾清洁睾丸及阴茎下面。给男婴清洁阴茎时，要顺着离开其身体的方向擦拭，不要把包皮往上推。在男婴半岁前都不必刻意清洗包皮，因为大约4岁左右包皮才和阴茎完全长在一起，过早地翻动柔嫩的包皮会伤害其生殖器。当清洁睾丸下面时，用手指轻轻将睾丸往上拖住。洗完前面，再举起新生儿的双腿，清洁肛门及屁股后部
第四步	擦干双手，用干净的温湿毛巾抹干新生儿的皮屁股。如果患有红臀，可以先让他光着屁股玩一会，使屁股干透，并在肛门周围、臀部涂抹一些护臀膏

图7-2　男婴大小便的清洁步骤

贴心提示 ▶▶▶

因为男婴尿尿一般都是往前的，所以在给男婴戴尿布时要把他的阴茎压住，以防宝宝尿湿尿布的围兜。

3.给新生儿换纸尿裤的注意事项

月嫂给新生儿换纸尿裤的注意事项如下。

（1）更换新纸尿裤前，先清理之前的排泄物。

（2）放纸尿裤时，注意将有粘贴胶纸的一边，置于新生儿的屁股后面，而放置的角度上，纸尿裤的上缘与新生儿的腰际等高即可。

（3）假如是女孩，其后面的尿布长度应该留长一些；如果是男孩，则应该将前面尿布留长一些。

（4）粘好一侧，再粘好另一侧即可。

（5）注意两边的裤脚应保留两指宽，以免新生儿觉得太紧不舒适。

（6）把新生儿两腿之间的松紧带整理好非常重要，最外侧的松紧一定要拉出来，这是预防侧漏的关键。

六、新生儿尿布的处理

1.使用尿布的注意事项

新生儿尿布种类很多，就材质而言，可分为布尿布和纸尿裤两种。使用这两种尿布时要注意的事项如下。

（1）不应在尿布外再垫上一层塑料布或橡皮布。因为塑料布或橡皮布不透气、不吸水，尿液渗不出去，会使新生儿臀部的小环境潮湿、温度升高，引发尿布疹和霉菌感染。不过可以在夜间用棉花、棉布做成厚的尿布垫垫在尿布外面，但不宜间隔过长时间更换。

（2）到了夏季，气候炎热，空气湿度大，给新生儿换尿布时不要直接用刚刚暴晒过的尿布，而要等尿布凉透后再用。从防止发生尿布疹的目的出发，在夏季应该增加新生儿"光屁股"的时间。

（3）气候寒冷的冬季，在给新生儿换尿布时要先用热水袋或通过其他方式将尿布烘暖，手也要保证温暖，避免新生儿有不舒服的感觉。

（4）换纸尿裤要及时。新生儿的尿中常溶解着一些身体内代谢产物的废物，如尿酸、尿素等。尿液一般呈弱酸性，会形成刺激性很强的化合物。吃母乳的新生儿大便呈弱酸性、稍稀些，吃牛奶的新生儿大便呈弱碱性、稍干些。无论是干便、稀便，或者是酸性、碱性物质，对新生儿的皮肤都具有刺激性。如果不及时更换纸尿裤，娇嫩的皮肤就会充血，轻者皮肤发红或出现尿布疹，严重的还可能腐烂、溃疡、脱皮。

（5）纸尿裤的接头要粘牢。为新生儿更换纸尿裤时，一定要使接头粘住纸尿裤，这是很重要的。如果你使用了新生儿护理产品，如油、粉或沐浴露等，则更要注意。这些东西可能会触及接头，使其附着力降低。

（6）固定纸尿裤时，月嫂还要保证你的手指干燥和清洁。

2.洗晒新生儿尿布的注意事项

月嫂在洗晒尿布时，其注意事项如下。

（1）在使用前，尿布无论新旧，一定要经过清洗。要用中性洗涤剂清洗，不要用柔软剂或漂白剂。要冲洗干净，不要残留洗涤剂，否则会降低尿布的吸水性，还易使新生儿生尿布疹。

（2）如果是只有尿液的尿布，可以先用清水漂洗干净，再用开水烫一下。

（3）如果尿布上有粪便，则需先用硬刷将它去除，然后放进清水中刷洗一次，再打上弱碱性肥皂清洗，最后用清水漂洗多次，拧干晾晒。

（4）洗净的尿布最好能在日光下好好晒一晒，以达到除菌的目的。天气不好时在室内晾晒后可用暖气烤干或用熨斗烫干，这样既可以达到消毒的目的，又可以去掉湿气。

（5）洗干净的尿布要叠放整齐，按种类存放在固定的地方，随时备用，同时注意防尘和防潮。

3.给尿布消毒

尿布必须彻底洗过，消除一切氨的痕迹和粪便里的细菌，否则这些东西会引发新生儿皮疹，还可能导致感染。月嫂给尿布消毒要按图7-3所示步骤进行。

第一步	将洗干净的尿布拧干水分
第二步	把每一片尿布抖开来放进一个干净的桶内
第三步	将烧开的开水倒水桶里，水的容量要浸泡到全部尿布，最好超过尿布3厘米
第四步	用一个干净的盆盖在桶上面
第五步	40分钟后，取出尿布拧干水分在太阳下晒干即可

图7-3　给尿布消毒的步骤

相关知识14：▶▶▶

如何折尿布

在这里介绍两种折尿布的方法，具体操作方法如下。

1.折尿布方法之一

（1）尿布是正方形的，大小要根据新生儿的大小，一般买的尺寸是70厘米×70厘米～75厘米×75厘米。

（2）对折一次。

（3）再对折一次，成小正方形。

（4）折出来，像这样的方向放置好。折边一个对着自己一个在左边。

（5）拉开一个角，这样一边是三角形，另一边还是正方形。

（6）提起来看一下。

（7）翻一个方向，三角形在下面，正方形在上面。

（8）把正方形向右折三份，分两次折完。这个就是中间吸尿的部分，比较厚。

（9）折好就是这样子。

2.折尿布方法之二

（1）还是正方形的尿布，不过这次竖着放。

（2）像小时候折飞机一样，以斜线为中心，将两边折过来。

（3）再把上面的那个三角形折下来。

（4）下面的角往上折。这里折多少，就要看你需要多大。折得多，尿布整个就小。折少一点，尿布就大一点。包的时候，边缘部分是需要折进去一个边边的。

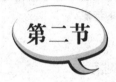

第二节 照料新生儿穿脱衣服

新生儿刚出生身体很柔嫩，稍一用力就可能会发生骨骼脱臼的情况。月嫂随时可能照料新生儿穿脱衣服，正确地掌握好新生儿穿脱衣服的方法是月嫂必须要掌握的技能。

一、给新生儿穿脱衣服

1.给新生儿穿脱衣服的方法

月嫂给新生儿穿脱衣服要按以下几个方面进行。

（1）月嫂在给新生儿穿衣服时要按上衣、裤子、袜子、鞋子的顺序穿戴，脱的时候则按相反的方向进行。

（2）做好准备工作。找出准备更换的衣服、尿布，按穿脱的先后顺序放好。

（3）选择合适的协助位置，站在旁边，位置最好既不妨碍雇主的动作，又方便接送衣物。

（4）注意力要集中，看雇主给孩子穿脱衣服的进程，以便随时将换下来的衣服、尿布接过来，放在适宜的地方，并递上准备更换的干净衣服。如果孩子哭闹，可以在一旁逗孩子笑或用玩具吸引孩子的注意力。

（5）给孩子换好衣服后，将该拿走的东西都拿走，弄脏的地方擦干净，并将换下来的衣服、尿布洗干净，或根据雇主的要求在合适的时间洗涤。

2.给新生儿穿和尚衣

月嫂给新生儿穿和尚衣可按图7-4所示的步骤进行。

第一步	把和尚衣平铺在床上
第二步	把新生儿平躺在衣服上，脖子对准衣领的位置
第三步	先把一只袖子沿袖口折叠成圆圈形，月嫂的手从袖口中间穿过去后握住新生儿的手腕肘部从袖圈中轻轻地拉出来，顺势把衣袖套在新生儿的手臂上
第四步	然后以同样的方式穿另一条衣袖
第五步	把最上面衣襟上的带子绕过新生儿的腰部
第六步	绕上来在衣服左边的洞里打个活结固定
第七步	再以同样的方法系第二根和第三根带子。注意不要系得太紧，穿好后，把背部的衣服拉平

图7-4　给新生儿穿和尚衣的步骤

3.给新生儿穿套头衫

月嫂给新生儿穿套头衫要按图7-5所示的步骤进行。

第一步	把上衣沿着领口折叠成圆圈状，将两个手指从中间伸进去把上衣领口撑开，先套到新生儿的后脑勺上，然后再向前往下拉套过头部。为了避免套头时新生儿因被遮住视线而恐惧，要一边跟他说话一边进行，以分散他的注意力
第二步	穿袖子。先把一只袖子沿袖口折叠成圆圈形，月嫂的手从袖口中间穿过去后握住新生儿的手腕肘部从袖圈中轻轻的拉出来，顺势把衣袖套在新生儿的手臂上
第三步	然后以同样的方式穿另一条衣袖

图7-5　给新生儿穿套头衫的步骤

4.给新生儿穿裤子

月嫂给新生儿穿裤子的步骤如图7-6所示。

第一步	先把裤腿折叠成圆圈形，月嫂的手指从中穿过去后握住新生儿的足腕，将脚轻轻地拉过去
第二步	然后以同样的方式穿另一条裤腿
第三步	穿好两只裤腿之后抬起宝宝的腿，把裤子拉直
第四步	抱起新生儿把裤腰提上去包住上衣，并把衣服整理平整

图7-6　给新生儿穿裤子的步骤

5.给新生儿穿连体衣

给新生儿穿连体衣的步骤如图7-7所示。

第一步	应先把所有的扣子都解开，让新生儿平躺在衣服上，脖子对准衣领的位置，然后用上面两图同样的方式把衣服套入宝宝的手臂和腿
第二步	给新生儿穿衣服时动作一定要轻柔，要顺着其肢体弯曲和活动的方向进行，不能生拉硬拽，从而伤到新生儿

图7-7 给新生儿穿连体衣的步骤

6.给新生儿穿衣服的注意事项

新生儿的身体十分稚嫩，关节骨骼都未发育完全，而且新生儿的皮肤也非常脆弱，因而月嫂给新生儿穿衣服一定要注意，以免伤到新生儿。给新生儿穿衣服的注意事项如下。

（1）所有的内衣在给新生儿穿之前，都应用开水烫洗，曝晒杀菌后再穿。最好让新生儿穿开衫，以方便穿脱。

（2）给新生儿穿系带式内衣时，带子的长度要合适，并且要牢靠地缝在衣身上，否则不小心绕住新生儿的脖子、手指、脚趾等处会对他造成损伤。新生儿内衣的尺寸要合适，一般宽出一寸半到两寸即可，太宽的内衣打折后会硌伤新生儿的皮肤，太瘦会影响血液循环。

（3）不要给新生儿穿有纽扣的衣服，硬扣子会硌伤新生儿的皮肤，还有可能让新生儿吸到嘴里造成窒息。

（4）挑选衣服的时候，要以穿脱容易为原则。领口宽大，或者有按扣最好；胯部有按扣或者拉链，方便穿脱和换尿布；袖子宽大，带子越少越好；最好是棉质的布料。

（5）必要时才换衣服。如果是新生儿经常吐奶，可以给他套围兜，或是用湿毛巾在脏的地方做局部清理。

（6）在平坦的地方换衣服，如换尿布的台子、床上或者婴儿床垫上。

（7）把衣服套到新生儿的头上之前，用手拉开领口，避免衣领弄伤新生儿的耳朵、鼻子。

（8）先用手将袖口打开，伸入袖子由里头将新生儿的小手拉出袖外。

（9）月嫂在拉拉链的时候，应将衣服稍微拉开，以防拉链夹住新生儿的皮肤。

二、正确包裹新生儿

有人在包裹新生儿时，将新生儿双臂紧贴躯干，将双腿拉直，用布毯子或棉布进行包裹，有的老一辈人甚至还在外面用带子捆绑起来，打成"蜡烛包"。

这种包裹方法会使新生儿四肢活动失去自由，使肌肉和关节内的神经感受器得不到应有的刺激，影响新生儿大脑和全身的发育。而且"蜡烛包"也限制新生儿胸廓的运动，影响其胸廓和肺脏的发育。掌握正确包裹新生儿的方法对月嫂而言很重要。

1.包裹新生儿的步骤

月嫂包裹新生儿时可按如图7-8所示步骤进行。

第一步	把换过尿布的新生儿放在夹被或绒毯上，轻轻放下双手并包裹好，外面再包小棉被。棉被和夹被应是四方形，把孩子沿四方形的对角线放着
第二步	先包一侧，再包下边脚头一角，最后包另一侧
第三步	包好后，外面用宽布带轻轻把被子系好，这样包裹新生儿，脚可以在被子里自由活动，小手也不要包的太紧，如果天热，两只小手可以放在被子外边

图7-8 包裹新生儿的步骤

2.包裹新生儿的注意事项

（1）绝对不能包得太紧，太紧了可引起新生儿髋关节脱位，因为将两下肢硬拉直，并用力捆绑后，使大腿肌肉处于紧张状态，而使股骨头从髋臼中脱出来，并且也可影响髋臼的发育。

（2）包裹太紧，容易出汗，刺激皮肤，使汗腺口堵塞、发红，严重时发生皮肤感染。

 贴心提示 ▶▶▶

　　不用担心小孩子绑松了以后，长大会变成罗圈腿，就把新生儿两腿拉直，将被子捆得紧紧的，使新生儿没有一点活动余地。这样会影响新生儿的血液循环和体温调节，不利于新生儿的健康发育。罗圈腿是由于严重缺钙造成的，而新生儿屈腿睡觉只是保留了胎内的习惯姿势。只要合理喂养，营养充足，新生儿腿随着生长发育，腿不捆绑也会自然伸直的。

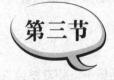 第三节 新生儿洗浴护理

　　给新生儿每天洗澡是护理工作中必不可少的一项重要事情，新生儿的新陈代谢旺盛，容易出汗，大小便次数多，因而新生儿娇嫩的皮肤很容易受到这些排泄

物的刺激，如不及时清洗，皮肤就会成为病菌生长繁殖的地方，最终导致皮肤感染。因此，要经常给新生儿洗澡。一般在新生儿出生后第2天就可以洗澡了。冬季每天一次，夏季每天1～2次。经常洗澡有利于血液循环，帮助皮肤呼吸，还可以通过水的压力、温度等的刺激起到锻炼身体的作用，促进新生儿的生长发育。

🗨 一、新生儿洗澡准备工作

洗澡应安排在新生儿吃奶前1～2小时，以免发生吐奶。给新生儿洗澡前，首先要做好准备工作。

1.新生儿洗澡的物品准备

准备洗澡用的物品，如小浴盆、洗澡和洗头的小毛巾、无泪洗发精、沐浴液或婴儿皂、润肤露或爽身粉等，洗澡后的用品也要事先准备好，如大浴巾、干净尿布、衣裤、包被等。新生儿的洗澡盆最好专用，洗澡前先将澡盆刷干净，有条件的话可以用热水烫洗澡盆杀菌。

2.新生儿洗澡的房间温度

将洗澡房间的温度调到25～30摄氏度。

3.新生儿洗澡水的准备

新生儿皮肤娇嫩，为避免烫伤新生儿皮肤，给新生儿洗澡的水温应控制在38～41摄氏度。应先放冷水再放热水（这个顺序月嫂要特别注意，并仔细告知新生儿家长。如果先放热水忘记放冷水，很容易引起宝宝皮肤烫伤），然后用手背或手腕部试水温。因为这两个部位皮肤较敏感，可以感知水温是否适合宝宝，水温以不觉得烫为宜。也可以使用专门的水温计测量水温，使水温控制更加准确。

准备工作做好之后，便可以给新生儿洗澡了。

🗨 二、新生儿洗澡的步骤

1.给新生儿脱衣

月嫂坐在小椅子上，给新生儿脱去衣服，用大毛巾将新生儿的身体包裹好，让新生儿仰卧在月嫂的左侧大腿上。

2.给新生儿洗脸

用左臂抱起新生儿，并用左肘部和腰部夹住新生儿的臀部和双下肢，左手托住头颈部，用拇指和中指压住新生儿双耳，使耳郭盖住外耳道，防止洗脸水进入耳道引起炎症。用右手将一块小毛巾沾湿后略挤一下开始洗脸。

3.给新生儿洗头

给新生儿洗澡时先给新生儿洗头，用左手托住新生儿的头部和颈部，左手的拇指和中指从新生儿头的后面压住双耳，使耳郭盖住外耳道，以防止洗澡水流入耳道内，再用右手为新生儿洗头。

洗头用的洗发液最好是对眼睛无刺激性的，以免流入眼睛中引起疼痛，导致新生儿以后惧怕洗头或洗澡。

洗完后一定要用清水把新生儿冲洗干净，并用毛巾轻轻擦干新生儿的头发。

4.清洗颈部和上半身

先用大毛巾将新生儿的下半身包裹好，用浴盆中的水依次清洗新生儿颈部、腋下、前胸、后背、双臂和双手，洗净后擦干。注意，洗上半身时，不要使洗澡水流入脐部。

5.清洗新生儿下半身

用干净的大毛巾将新生儿的上半身包裹好，开始洗下半身。新生儿下半身的清洗步骤如图7-9所示。

第一步	使新生儿卧在月嫂的左手臂上，头靠近月嫂的左胸前，用左手托住新生儿的大腿和腹部，从前面向后清洗会阴部，然后再清洗腹股沟处、臀部、双腿和双脚
第二步	洗后用毛巾擦干。如夏天，在洗完澡后可用棉花沾少许爽身粉或用手涂上薄薄一层爽身粉，轻轻地涂在新生儿的皮肤上，绝不可直接将爽身粉撒在新生儿的身上，以免吸入鼻孔中或散落在眼睛中。在皮肤的皱折处最好不用爽身粉，可涂上少许经过消毒的婴儿润肤油，以防皮肤糜烂。注意新生儿的会阴部不可使用爽身粉

图7-9　新生儿下半身清洗的步骤

冬季可使用婴儿润肤露滋润新生儿肌肤，降低皮肤表面摩擦。

 贴心提示 ▶▶▶

　　清洗会阴部时应从前向后清洗，洗男婴的外阴时，应将男婴的包皮轻轻上翻，用水洗去积垢，以防以后的包皮粘连；清洗女婴会阴时，应将大阴唇轻轻分开，用水冲洗其中的污垢，但不可用力擦洗。

6.给新生儿穿衣

最后给新生儿垫尿布、穿衣、用包被包裹起来（穿衣方法和步骤见本章第二节）。可喂一点儿奶，起到保暖的作用，最后将新生儿放入小床中。

三、新生儿的洗澡禁忌

在有些状况下千万别给新生儿洗澡，新生儿洗澡禁忌状况如表7-4所示。

表7-4 新生儿洗澡禁忌状况

序号	禁忌状况	洗澡的后果
1	新生儿遇有频繁呕吐、腹泻时	洗澡时难免搬动新生儿，这样会使呕吐加剧，还会造成误吸呕吐物
2	新生儿发热或热退48小时以内	给发热的新生儿洗澡，很容易使新生儿出现寒颤，甚至有的还会发生惊厥；不恰当的洗澡有时会使皮肤毛孔关闭导致体温更高，有时又会使全身皮肤毛细血管扩张充血，致使新生儿身体的主要脏器供血不足。另外，发热后新生儿的抵抗力极差，马上洗澡很容易遭受风寒引起再次发热，故主张热退48小时后才给新生儿洗澡
3	新生儿发生皮肤损害时	新生儿有皮肤损害，诸如脓疱疮、疖肿、烫伤、外伤等，这时不宜洗澡。因为皮肤损害的局部会有创面，洗澡会使创面扩散或受感染
4	给新生儿喂奶后	喂奶后马上洗澡，会使较多的血液流向被热水刺激后扩张的表皮血管，而腹腔血液供应相对减少，这样会影响新生儿的消化功能。其次由于喂奶后新生儿的胃呈扩张状态，马上洗澡也容易引起呕吐。洗澡通常应在喂奶后1～2小时进行为宜
5	低体重儿	低体重儿通常指出生体重小于2.5千克的新生儿。这类新生儿大多为早产儿，由于早产儿发育不成熟，生活能力低下，皮下脂肪薄，体温调节功能差，很容易因环境温度的变化出现体温波动。所以，对这类特殊的新生儿要慎重决定是否可以洗澡

四、新生儿的衣服清洗

新生儿的衣服脏后应及时清洗，尤其是沾上各种顽固污渍的衣物，越快处理，效果越好。

1.新生儿的衣服用专用洗衣液洗

在选择洗涤剂时，尽量选择婴幼儿专用的衣物清洗剂，或选用对皮肤刺激小、加酶的洗衣粉，以减少因洗涤剂残留导致的皮肤损伤。可用温水加适量的洗涤剂浸泡10～20分钟后再洗，然后彻底地冲洗干净。如果没有专用洗涤剂，用肥皂也可以。

有些洗涤剂说明上写着有除菌、漂白的功效，是不是洗衣时加入这些东西更好呢？其实，这些除菌剂、漂白剂一般很难清洗干净，所以还是不用为好。最好的消毒办法就是将衣服放在阳光下晾晒。这一点月嫂要注意，并且要告知新生儿的家长。

2.新生儿的内衣和外衣分开洗

通常情况下，外衣比内衣更加容易藏污纳垢，而作为新生儿的贴身衣物，内衣多是棉的，更应该保持干净，因此必须分开清洗。

3.新生儿的衣服要单独洗

将新生儿的衣服和成人的衣服混洗有可能让新生儿的衣服感染上各种成人衣物上的细菌，而细菌也会通过衣物传染到新生儿娇嫩的肌肤上。对于成人来说，一些低过敏性细菌引起的伤害不值一提，而对于宝宝来说，他们自身的免疫系统尚未完善，抵抗力较弱，因此较容易出现皮肤过敏，如红斑、红疹、丘疹、疱疹，甚至脱皮等。所以，一定要将婴儿的衣服单独洗。

4.新生儿的衣服要手洗

新生儿衣物用洗衣机洗涤，会沾上许多细菌，这些细菌对成人来说不会产生不良影响，但对新生儿可能就会引起麻烦。因为他们的皮肤抵抗力差，很容易引起过敏或其他皮肤问题。

5.新生儿的衣服要漂洗干净

无论是用什么洗涤剂洗，漂洗都是一道马虎不得的程序，一定要用清水反复洗两三遍，直到水清为止。如果没有彻底地将残留在衣服中的洗涤剂清洗干净，新生儿很容易出现皮肤损伤。

6.正确晾晒的新生儿的衣服

新生儿衣物可放在阳光下晾晒，虽然阳光可能缩短衣服寿命，但能起到杀毒的作用，况且新生儿也长得很快，衣服使用时间短些也没关系。尽量不要晾晒在阳光少、不通风的地方。新生儿衣物正确晾晒注意事项如下。

（1）为防止褪色，可将衣物翻过来晾晒。

（2）从下面将衣架放入衣服，以免将领口撑大。

（3）选择婴幼儿专用衣架，或将衣物平铺在晾衣架上晾干，避免直接在晾衣绳上用夹子夹住肩部或底部晾晒，以免衣物被拉伸变形。

（4）尿布类物品用一根绳子搭着，用衣夹夹住即可。

（5）零碎的围兜、袜子、手帕等，用圆形的多头夹子衣架夹起来晾晒即可。

五、新生儿的衣物存放

新生儿的衣物存放跟大人的不一样，月嫂要特别注意并告知新生儿家长。以下是新生儿的衣物存放需要注意的事项。

（1）衣物要存放在专用的小柜子里。衣服应晾晒干透后整齐叠放，避免因没有干透而产生异味。

（2）衣物要放在干燥通风的地方，如木制衣柜，最好经常打开通通风，保持衣物干燥。

（3）衣柜里不要放樟脑丸和其他驱虫剂。

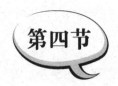<h1>第四节　新生儿的睡眠护理</h1>

一、新生儿的睡眠需求

新生儿时期每天平均睡眠时间需要18小时左右；每个睡眠周期约45分钟，在一个睡眠周期中浅睡和深睡时间约各占一半。新生儿大多数时间是在睡觉，由一个睡眠周期进入另一个睡眠周期，每隔2～4小时醒来要吃奶，并睁开眼觉醒几分钟到1小时，昼夜节律尚未建立。

由于每个新生儿的睡眠存在个体差异，所以不能只从睡眠时间来评定睡眠是否已经足够，而要对新生儿进行全面观察。如果满足以下几点，即使睡眠时间比一般新生儿少一些，也可以认为睡眠是充足的。

（1）新生儿白天活动时精力充沛，不觉疲劳。

（2）新生儿食欲好，吃奶津津有味。

（3）在饮食正常的情况下，新生儿体重随年龄增长而增加。

二、新生儿的睡眠条件

为新生儿营造良好的睡眠环境是保证新生儿高质量睡眠的前提。尽量让新生儿在自己所熟悉的环境中睡觉，努力给新生儿布置一个温馨、舒适、安静的睡眠环境。

为新生儿营造良好的睡眠条件有以下几个方面。

（1）卧室的环境要安静。室内的灯光最好暗一些，室温控制在20～23摄氏度。窗帘的颜色不宜过深。同时，还要注意开窗通风，保证室内的空气新鲜。

（2）为新生儿选择一张适宜的床。床的软硬度适中，最好是木板床，以保证新生儿脊柱的正常发育。新生儿床的栏杆要高于60厘米，以防新生儿摔下床。在床头放缓冲垫，这样既可以保护新生儿的头部，又可以挡风。注意不要用枕头、毛毯等代替专用的床围，如果这些东西放不稳，会倒下来压住新生儿。最好使用棉质毯子和被子，不要使用羽绒被，也不要用太软太大的枕头。不要在床上，尤其是新生儿的头部周围堆衣物和玩具，以免堵住新生儿口鼻，引起窒息。

（3）睡前将新生儿的脸、脚和臀部洗净，并给新生儿换上宽松、柔软的睡衣。

（4）陪新生儿入睡，并让其保持良好的睡姿，以便其安稳入睡。不要以为新生儿不会翻身，就放心地长时间离开。即使新生儿睡得很踏实，也要经常地过去看看是否一切正常。

三、新生儿正确的睡姿护理

新生儿从早到晚几乎都处在睡眠或半睡眠的状态，采取正确的睡姿对新生儿的健康十分重要。睡姿是直接影响其生长发育和身体健康的重要问题，新生儿的睡姿不应固定不变，应经常变换体位，更换睡眠姿势。具体做法如图7-10所示。

要求一	经常为新生儿翻身，变换体位，更换睡眠姿势。因为长期仰卧会使婴儿头型扁平，长期侧卧会使头型歪偏
要求二	新生儿吃奶后不要让其仰卧，要侧卧，以减少吐奶
要求三	新生儿左右侧卧时要当心不要把小儿耳轮压向前方，否则耳轮经常受折叠也易变形

图7-10　新生儿正确的睡姿护理

四、新生儿睡觉的注意事项

睡觉对新生儿的生长发育特别重要，别看睡觉是件容易的事，新生儿睡觉却有很多要注意的事项，对此，月嫂一定要谨记，并详细地告知新生儿家长，让他们注意。

1.不要让新生儿睡软床

新生儿出生后，身体各器官都在迅速生长发育，尤其是骨骼生长更快，婴幼儿脊柱骨质软，周围的肌肉、韧带也很软弱，可是臀部重量较大，如果睡很软的床，会将其压得凹陷，使小儿脊柱处于不正常的弯曲状态，久而久之会使脊柱弯曲变形，同时还会妨碍内脏器官的正常发育。

一般来说，给婴儿睡木板床、竹床、棕绷床都可以，但冬天要注意保暖。

2.夜间不要长开灯

许多年轻父母为了便于夜里给新生儿喂奶、换尿布，喜欢在卧室里通宵开着灯，这样做对新生儿也是不利的。通宵亮着灯，势必改变人体适应的昼明夜暗的自然规律，昼夜不分地经常处于光照环境中的新生儿，往往会出现睡眠及喂养方面的问题。而且有研究表明，夜间不熄灯，新生儿近视的发生率比较高。

因此，新生儿的卧室夜间不能长开灯，如果确实需要，也应尽量调暗光线。

3.不要抱着新生儿睡觉

新生儿的降生给家庭带来了欢乐，父母总是爱不释手，新生儿一哭就抱在怀里哄，尤其是在晚上，喜欢抱着新生儿入睡。这样做对新生儿的健康也是不利的，久而久之会使新生儿养成不抱不睡的坏习惯，而且抱着睡，新生儿睡得不深，容易惊醒，影响睡眠质量。再说，新生儿在大人怀里时身体不舒展，身体各个部位尤其是四肢的活动受限，不利于宝宝的发育。因此，新生儿睡觉时，最好让其学会独立、舒适地躺在自己的床上，自然入睡，而不是由产妇抱着睡。

4.不要让新生儿吮吸奶头入睡

有的产妇为了让宝宝尽快入睡，喜欢让宝宝吮着奶头睡觉，这种习惯非常不好。宝宝吮着奶头睡觉，一醒就吸奶，天长日久容易导致胃肠功能紊乱，发生消化不良。此外，被窝里空气不新鲜，加上宝宝嘴里含着奶头，呼吸受到一定限制，易引起宝宝缺氧，导致睡眠不安。一旦妈妈熟睡后，身体和乳房也可能堵住宝宝的口鼻，使幼小的宝宝无力挣脱而引起呼吸困难，甚至发生危险。正确的做法是：宝宝熟睡后，应将含在嘴里的乳头拔出，如果宝宝不想睡觉，就不要试图用吃奶的方法哄其入睡。

5.不要给新生儿用枕头

人们习惯认为，睡觉就必须枕枕头，刚出生的宝宝也不例外。事实上，从生理学角度来看，新生儿是不需要枕头的。这是因为成人的脊柱呈"S"形，平躺在床上，没有枕头，头就朝后仰，因此必须垫一个合适的枕头，使头颈得到很好的休息。但新生儿不同，新生儿脊柱呈直形，头部较大，平睡时后脑勺与脊柱呈一条直线，侧卧时，与肩部相平，如果硬给新生儿塞个枕头，他的脖子可就要受委屈了。为了防止新生儿吐奶，可把新生儿上半身略垫高1厘米。

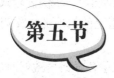

第五节 新生儿意外伤害的预防和护理

新生儿刚出生时什么都不懂，对危险的事物完全没有概念，这就很容易造成意外伤害，那么如何预防和护理新生儿意外伤害呢，这需要月嫂学习和掌握。

一、防止新生儿外伤

新生儿的衣服和尿垫应选用浅色棉布缝制，布料在存储过程中，为防虫蛀使用了化学消毒剂，会刺激新生儿的皮肤，应洗后再用。许多新生儿衣服的标签很硬，缝在衣服内面，新生儿活动时刺激局部皮肤；尿垫及手套上的线头有可能缠住新生儿的手指（或脚趾），从而影响手指（或脚趾）血液循环，甚至造成新生儿手指（或脚趾）坏死。因此，应剪去标签及长线头。

家中不要饲养宠物，如猫、狗、鸟等。因为小动物有可能抓伤或咬伤新生儿，另外动物的某些疾病也会传染给新生儿。

二、防止新生儿窒息

有的产妇为了方便照顾新生儿，同新生儿同盖一床被子，当产妇睡熟时，很可能用上臂或身体压住新生儿，造成其骨折或窒息。

月嫂要告知产妇不要躺着给新生儿喂奶。因为一旦产妇睡着了，乳房很容易堵塞新生儿的鼻孔，导致其窒息。

人工喂养时，奶嘴的孔不宜过大，新生儿吃奶时不能过急。每次吃完奶后要将新生儿抱起来，轻拍后背，打嗝后再轻轻放下。取侧卧位可减少吐奶和呛奶的情况发生，防止发生窒息。

三、防止新生儿烫伤

用热水袋（或瓶）给新生儿保暖时，水温不宜超过50摄氏度，且不可直接接触新生儿皮肤。应将热水袋（或瓶）用毛巾包裹，并将口拧紧，放在被子外边。

给新生儿洗澡的水温，应以40～45摄氏度为宜，先放凉水后再加热水，并用前臂内侧先试一试水温。

1.新生儿发生烫伤时如何护理

（1）沉着应对，脱离热源。当发生新生儿烫伤时，月嫂应沉着冷静，尽快做一些应急处理，原则是使新生儿迅速脱离热源（如远离取暖器）、尽快去除致伤原因（如脱去沸液浸渍的衣服，特别是化纤衣服，以免衣服上的热液继续作用使烫伤加深）及给予冷疗处理。

（2）进行冷疗。冷疗能防止热力继续向新生儿皮肤深层传导而导致创面加深，并可减轻新生儿疼痛、减少渗出和水肿。因此如情况允许，宜尽早进行冷疗，越早越好，方法是用20摄氏度冷水浸湿清洁毛巾敷新生儿创面，新生儿四肢烫伤时月嫂可将新生儿创面在自来水龙头下淋洗，冷疗时间需30分钟左右，如需送医院，应在就诊途中进行冷疗。

2.做新生儿烫伤应急处理注意事项

月嫂做新生儿烫伤应急处理注意事项如图7-11所示。

金牌月嫂从入门到精通

事项一	不可在新生儿创面涂龙胆紫等有色药物，以免影响医生对烫伤面积和深度的判断
事项二	给新生儿脱衣服时动作不宜粗暴或强行剥离，以免加重新生儿局部皮肤损伤
事项三	不可急于在新生儿创面涂湿润烧伤膏等油膏类，因涂上油膏则妨碍热力向体外散发而继续向皮肤深层传导，从而导致创伤加重，一般应在冷疗完成后再局部涂湿润烧伤膏

图7-11　新生儿烫伤应急处理的注意事项

四、防止环境污染

1.避免噪声及强光线刺激

因为新生儿神经系统发育尚不完善，适应力差，长时间的噪声、强光刺激容易使新生儿的听觉或视觉功能出现障碍。

2.新生儿室内禁止吸烟

因为新生儿对尼古丁极为敏感，若吸入含有尼古丁的烟雾，对新生儿的健康会造成损害。

3.避免电磁污染

新生儿应远离电磁器具，如电脑、微波炉、电磁炉等，这些电磁器具的辐射都会给新生儿带来危害。

五、保证新生儿饮食安全

对于不能够母乳喂养的新生儿，在选择牛奶或奶粉的时候，要认真了解产品质量和分娩时间，杜绝食用劣质和过期乳制品。

应注意每次喂奶前后要洗手，并做好奶瓶的消毒，吃剩的奶应弃掉，不能隔顿再吃，以防牛奶变质，引起新生儿腹泻。

六、防止新生儿中暑和煤气中毒

新生儿居室温度在22～24摄氏度为最佳，湿度最好保持在50%～60%。每日要保证通风、换气。夏天，产妇"坐月子"紧闭门窗，而不敢使用风扇、空调，是造成新生儿中暑的重要原因；冬天，取暖用炉子时不用风斗，不注意烟囱的通畅，甚至不用烟囱都是造成新生儿煤气中毒的主要原因。

在通风不良的环境中，新生儿若出现不明原因的精神萎靡、呕吐、口唇樱红等，月嫂应特别留意一氧化碳中毒的可能，尽快采取措施，以免病情发展，危及新生儿生命或遗留智力低下、癫痫等神经系统后遗症。

七、防止新生儿耳朵损伤

防止新生儿耳朵损伤的注意事项和正确做法如表7-5所示。

表7-5　防止新生儿耳朵损伤的注意事项和正确做法

序号	注意事项	正确做法
1	不要用棉签或其他物品为新生儿掏耳朵，以免弄伤新生儿的耳朵，影响其听力	可以用湿的棉签轻轻擦拭新生儿耳朵外面有脏东西的部分，千万不能掏新生儿的耳孔
2	避免水、奶液进入新生儿耳朵引起耳道发炎，一个要点是给新生儿洗澡的时候要特别注意不要让洗澡水流进新生儿的耳朵内	让新生儿面部朝上，一只手托住新生儿的头颈部，同时用拇指和中指分别压住新生儿左右两个耳郭，让耳郭盖住外耳道，这样能防止水流进宝宝的耳道。另一个要点是，新生儿吃奶后要竖着抱起来一会儿拍嗝，防止新生儿躺着的时候吐奶，奶液流入耳道
3	经常清洁新生儿外耳道和耳背	给新生儿洗澡后或者平时发现新生儿耳部有水，可以用干燥的棉签轻轻擦拭新生儿的外耳道和耳郭。动作要小心，千万不要深入新生儿耳道内部，避免戳伤新生儿。另外，月嫂在给新生儿洗澡或做清洁的时候还要留意新生儿的耳朵后面，因为这个位置很容易被忽视，却可能积攒汗液和污渍，引起湿疹，因此也要经常清洁。发生湿疹的话可以用新生儿专用的湿疹膏

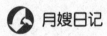 月嫂日记

新生儿意外窒息真恐怖

　　新生儿发生意外窒息的情况很多，而且后果很严重。我在看护某对母子时就遇到过这种情况。当时是凌晨三点多，宝宝突然饿醒了要喝奶。宝宝本来是跟我睡的，但是既然他半夜醒了宝宝妈就说让孩子喝完奶跟她一起睡，我叮嘱她要小心注意宝宝喝奶的情况，不要躺着喂奶就去睡了。就在我迷迷糊糊睡着的时候突然听到宝宝妈在叫喊宝宝的名字，我一听感觉不对劲马上起床看看发生什么了。

　　原来宝宝妈太困了，坐在床头喂着喂着奶就睡过去了，然后身子一歪奶头就压住宝宝鼻子了。我过来时宝宝脸涨得紫红，不能哭，也咳嗽不出来，宝宝妈急得魂都没了只会哭。我赶紧站起来，让宝宝的腹部贴着我的前臂，屈曲一侧膝关节，把前臂放在大腿上，让宝宝的头部越过我屈曲的膝关节，用另一侧的手掌在婴儿两侧肩胛骨之间轻拍5次，每次都尝试着促其排除异物。重复了好久，宝宝终于吐出了奶，哭了出来。

新生儿很脆弱，什么都不会，只会哭叫，而很多新妈妈开始都不懂得如何护理好新生儿，因而月嫂的责任很大也很重，很多需要注意的事情都需要告知新生儿父母，并指导他们正确的护理方法。愿每一位新生儿都能健康顺利地成长。

第八章
新生儿专业护理

学习目标

1.了解新生儿头面部特点，掌握其头面部护理方法。

2.了解新生儿眼、耳、口、鼻的特点，掌握其护理方法。

3.了解新生儿一些基本专业护理知识，并掌握其护理方法。

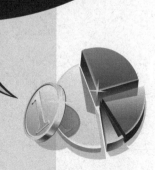

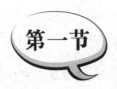

第一节　新生儿头面部护理

一、新生儿头面部生理特点

新生儿的头部相对较大，约为身长的1/4，出生时头围33～34厘米，前囟门斜径为2～2.5厘米（前囟门约在12～18个月时闭合），后囟门尚未闭合（后囟门于2～4个月时闭合）。可隐约辨认骨缝，头皮可由于局部水肿而形成产瘤，随着时间的推移可自行吸收消失。面部皮肤与全身皮肤一样十分娇嫩，其上覆以多少不均的灰白色胎脂，以后逐渐吸收。胎脂吸收后，由于表皮薄，皮肤由于血管丰富而呈浅红色。多数新生儿在生后2～3天可出现黄疸，约在生后10～14天消退。

二、头面部的一般清洁

1.新生儿头面部清洁的准备工作

新生儿头面部清洁的准备工作包括以下几个方面。

（1）婴儿专用脸盆一个（内置半盆温水，水温为38～43摄氏度）。

（2）柔软棉质小毛巾两条。

（3）婴儿洗发水一瓶。

（4）茶壶一把（内置温水）。

2.新生儿头面部清洁的具体操作

（1）洗脸。用左臂抱起新生儿，并用左肘部和腰部夹住新生儿的臀部和双下肢，左手托住头颈部，用拇指和中指压住新生儿双耳，使耳郭盖住外耳道，防止洗脸水进入耳道引起炎症。用右手将一块小毛巾沾湿后略挤一下开始洗脸，顺序为：眼→前额→颊部→嘴角→面部。

擦过一只眼后要将毛巾换另一面，洗完脸后须将毛巾在水中清洗一下再擦洗其他部位。

（2）洗头。先将婴儿洗发水倒少许于手中，轻轻在头上揉洗，注意勿流进眼睛里及耳道内，最后请另一人帮助用小茶壶的温水冲净头发并用毛巾擦干。洗完换上干净衣服后，将新生儿抱起，用消毒棉棒擦净新生儿鼻腔分泌物及外耳道的水渍。注意动作一定要轻柔，棉棒不可探入鼻腔和耳道深处，只在外围处理一下即可。

贴心提示 ▶▶▶

由于新生儿皮肤特别娇嫩，其体内免疫机制的建立尚不完善，皮肤稍有破损即可感染，如处理不当，严重者可致败血症，因此，用毛巾擦干时一定要轻柔，最好用干毛巾吸干水分。

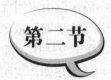

第二节 新生儿眼、耳、口、鼻护理

新生儿刚出生时眼、耳、口、鼻的特点与已经长大几个月的婴儿有些不同，月嫂在护理新生儿眼、耳、口、鼻时首先要先了解其特点，才能准确地护理新生儿。

一、新生儿眼、耳、口、鼻的特点

新生儿眼、耳、口、鼻的特点如表8-1所示。

表8-1　新生儿眼、耳、口、鼻的特点

序号	部位	特　　点
1	眼	新生儿刚出生时眼睑处可见到微小的出血点，此时新生儿的眼睛发育尚不成熟，有一个生理性远视过程。大部分新生儿眼运动不协调，常有生理性斜视，一般在出生后2～4周消失，故不能在婴儿床上方挂固定的玩具，否则就会有引发内斜（俗称对眼）的可能
2	耳	新生儿刚出生时耳软骨发育良好，已形成耳郭。出生后2～7天开始有听觉，2～4周时能较专注地听外界声音
3	口	新生儿口腔内牙龈和硬腭上有小白点，俗称"马牙"，属正常现象，一般在出生后2～3周逐渐消失
4	鼻	新生儿鼻尖部可见到粟粒疹，鼻腔较狭窄，鼻黏膜柔软而富有血管，遇到轻微刺激就容易充血、水肿而发生鼻塞现象

二、新生儿眼、耳、口、鼻的护理

1.新生儿眼部护理

（1）如不慎将浴液或肥皂水流入新生儿眼内要进行眼部冲洗。具体步骤如图8-1所示。

金牌月嫂从入门到精通

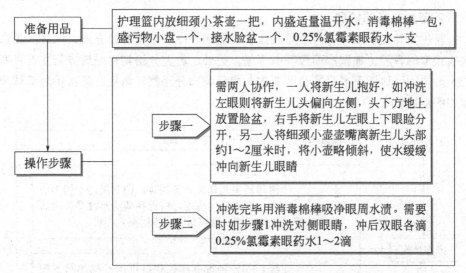

图8-1　新生儿眼部冲洗的步骤

（2）新生儿如患眼角膜炎时，则需按时点眼药。具体步骤如图8-2所示。

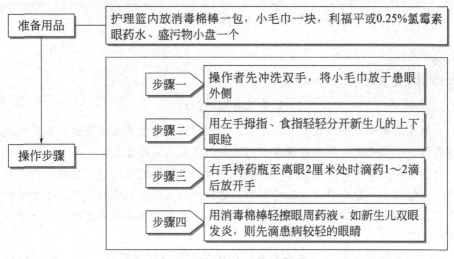

图8-2　新生儿点眼药的步骤

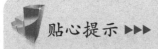

　　用药前先将药瓶对着光线仔细观察，如有絮状物或药液混浊均不可使用。药液用完放置冰箱中冷藏。如为利福平，开瓶使用24小时后即不可再用。滴药时勿使药液流入同侧耳道。

2.新生儿鼻部护理

新生儿鼻黏膜柔软并有丰富的血管，遇到轻微刺激就容易充血、水肿，使原来较狭窄的鼻腔更加狭窄而致呼吸不畅。另外，鼻腔分泌物也是造成新生儿鼻塞的重要原因。这就需要月嫂帮助新生儿清理鼻部分泌物。新生儿鼻部护理具体步骤如图8-3所示。

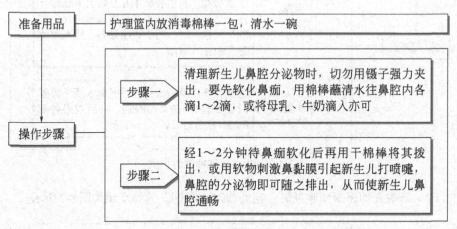

图8-3　新生儿鼻部护理的步骤

 相关知识15：▶▶▶

新生儿鼻塞的护理

新生儿鼻塞不一定是感冒引起的，应先设法弄清楚鼻塞的原因，然后再对症处理，下面是新生儿鼻塞经常出现的几个原因及应对方法。

（1）新生儿鼻腔的空间相对较小，空气通过较窄的地方会出现受阻的气流声，正常情况鼻腔会有少量的分泌物，这些分泌物容易积在鼻腔内。由于这两个原因，新生儿鼻音较重，感觉像鼻塞一样，只要没有其他异常情况一般不用担心。

（2）如果新生儿受到寒冷刺激，可能会出现急性鼻黏膜水肿，引起鼻塞。这时要注意给新生儿保暖，例如，提高环境温度，给新生儿增添衣服。

（3）如果是鼻屎，拿鱼肝油或生理盐水在鼻孔里滴一滴使之软化，过一会儿新生儿打个喷嚏就会把鼻屎给带出来。

（4）房间空气干燥可引起新生儿鼻塞。晚上在开空调的房间放一台加湿器，可以增加室内湿度，缓解新生儿因空气干燥而引起的鼻塞。

3.新生儿耳部护理

足月新生儿耳壳已完全成型，但外耳道相对较狭窄，一旦污水流入耳道深处，极易引起发炎，严重者可致外耳道疖肿。由于新生儿的骨骼未发育完全，外耳道几乎是一条缝隙，发生炎症后，对神经的压迫和刺激也很重，所以疼痛较剧烈，新生儿就会哭闹不安，夜间也难安睡，抱哄都没有效果。因此，外耳道的炎症也是引起新生儿常常哭闹不安的原因之一。因而无论是给新生儿洗头、洗澡或滴眼药，一定注意勿使污水、药液等流入耳道深处。一旦发生外耳道炎症时，应及时带新生儿去医院就医，按时服药、滴药，局部热敷。新生儿耳部护理具体步骤如图8-4所示。

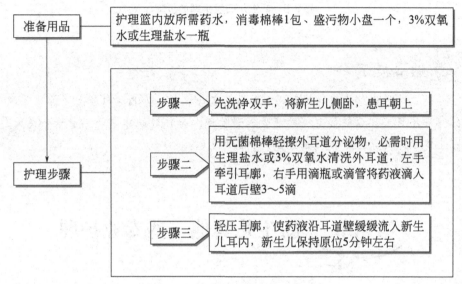

图8-4 新生儿耳部护理的步骤

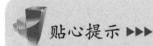 贴心提示 ▶▶▶

注意滴耳药的温度应接近体温（37.7摄氏度为宜），以免引起新生儿眩晕、恶心等不良反应，注意滴药时一手拉住耳郭向后下方牵引，使外耳道成垂直方向，使药液顺利进入外耳道深部。

4.新生儿口腔护理

正常新生儿无须进行口腔护理，只需奶后擦净口唇、嘴角、颏下的奶渍，保持皮肤黏膜干净清爽即可。如患了口腔炎症或其他口腔疾病则需做口腔护理。

（1）准备用品。护理篮内放治疗碗一个，内放生理盐水浸泡的大棉球6个，消毒液体石蜡油1瓶，或煮沸过的食用植物油也可以，小镊子1把，棉棒1包，内装温水的小茶壶1个，小毛巾2块。

（2）具体步骤如图8-5所示。

第一步	先洗净双手，使新生儿侧卧，将毛巾围在颊下及枕上，防止沾湿衣服及枕头
第二步	用镊子夹住1个盐水棉球，先擦两颊内部及齿龈外面，再擦齿龈内面及舌部，每擦一个部位，至少更换1个棉球。注意勿触及新生儿咽部，以免引起其恶心
第三步	擦洗之后用毛巾擦净新生儿面部及嘴角，若新生儿口唇干燥可涂以石蜡油或食用植物油，新生儿口腔内则根据需要涂药

图8-5　新生儿口腔护理的步骤

贴心提示 ▶▶▶

做口腔护理时使用的物品一定要清洁卫生，经过消毒方可使用。棉球蘸取的溶液不可过多以防婴儿将溶液吸入呼吸道，操作时动作要轻，棉球要夹紧，防止棉球掉到口腔后部，堵住咽喉部造成窒息。

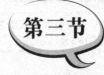

第三节　新生儿其他一些专业护理

一、新生儿脐带护理

1.新生儿脐带的日常观察

新生儿脐带在正常情况下于出生后3～7天脱落，脱落的时间早晚因不同的结扎方法稍有差别。在脐带脱落前，脐部易成为细菌繁殖的温床。为了保护脐部，医护人员往往将脐部敷上纱布。纱布应该在出生后12～24小时内去除，如果包扎时间过长，纱布容易被新生儿的大小便污染，反而给细菌在脐部生长繁殖创造了条件。脐部的纱布去除后，要细心观察新生儿脐带，如果发现有下面几种异常情况，要及时处理。

（1）脐周皮肤红肿。新生儿脐带刚刚脱落的1～2天之内，脐窝看起来有点湿润，而周围的皮肤正常，并且上边的分泌物看起来有点像黄色的凝状果冻，没有脓液也没有臭味，这都是正常现象。如果2天以后脐部还没有变干燥，而且皮肤红肿，则是脐炎的征兆了，要赶紧带新生儿去医院就医。切不可自己买消炎水等自行处理。

（2）脐窝渗液。新生儿脐带自然脱落后，脐窝会有些潮湿并有少许米汤样液体渗出，这是脐带脱落的表面还未完全被上皮细胞覆盖，肉芽组织里的液体渗出所致。可用75%酒精擦净，一般一天擦1～2次即可，2～3天后脐窝就会干燥。

（3）脐窝脓液。新生儿脐窝里经常有分泌物，分泌物干燥后能使脐窝和脐带的根部发生粘连，这时脐带表面看起来很干净，其实脐窝里可能积有脓液。遇到这种情况，应在每天给婴儿洗澡之后用棉签蘸75%酒精，一只手提起脐带的结扎线，另一只手用酒精棉签仔细分离脐窝和脐带根部的粘连部分，周边都分离开后，换新的酒精棉签从脐窝中心向外转圈擦拭，擦拭干净后再把提过的结扎线涂上酒精。

（4）脐带被污染。新生儿脐带脱落前或刚脱落，脐窝还未干燥时，应保证脐带和脐窝的干燥，即将脱落的脐带是一种坏死组织，为细菌的良好培养基。因此脐带一旦被水浸湿或被尿液污染，应马上用干棉球擦干，然后用碘酒及酒精棉签消毒。

（5）脐带出血。新生儿脐带出血一般是由于脐带结扎不紧或结扎用的丝线太粗引起；另外，有时脐带脱落时也会出血，这是因脐带根部细小血管损伤所致，一般出血量不多。当新生儿出现脐带出血情况时，可用酒精仔细消毒其脐带及周围皮肤，再用酒精浸泡过的细丝线结扎。结扎后用棉签蘸碘酒消毒脐带断端。

贴心提示 ▶▶▶

夏季出生的新生儿，脐带和脐窝不易脱落和干燥，可用棉签蘸2%的龙胆紫绕脐带在脐窝内擦一圈。

2.脐带清洁

新生儿脐带脱落前或刚脱落，脐窝还未干燥时，即将脱落的脐带是一种坏死组织，为细菌的良好培养基应保证脐带和脐窝的清洁，因而月嫂要随时保持新生儿脐带的清洁，以防感染。为新生儿进行脐带清洁的步骤如图8-6所示。

第一步 ▷	在帮新生儿清洁脐带前，用清水洗干净双手，尤其要注意清除指缝间隐藏的污垢。将75%酒精倒在两支待用的棉花棒上，直至棉花棒渗满酒精为止
第二步 ▷	掀起新生儿脐带，用棉花棒清洁脐带下的部位，持棉花棒的手势应与肚脐成45度角(方便拭抹)，并顺同一方向围绕肚脐抹一圈
第三步 ▷	换上另一支干净棉花棒，由脐带底部顺同一方向抹一圈
第四步 ▷	清洁完毕，帮新生儿穿纸尿片时，要注意松紧适宜，不能包得过紧，避免压紧新生儿的肚子；也不能包得过松，以免漏尿弄脏新生儿肚脐

图8-6 新生儿脐带清洁的步骤

➋ 二、新生儿指甲护理

月嫂在给新生儿进行指甲护理时应从这几个方面进行。

1.勤为新生儿修剪手指甲

新生儿的指甲长得特别快，1～2个月大婴儿的指甲每天生长0.1毫米。若婴儿的指甲过长，不仅容易藏污纳垢，也可能会抓伤自己的脸和皮肤而引起感染，所以间隔1周左右就要给新生儿剪1次。给新生儿剪指甲的注意事项如图8-7所示。

贴心提示 ▶▶▶

（1）清洁新生儿的脐带时，勿将酒精涂抹至其他部位的皮肤，避免刺激新生儿幼嫩的皮肤。

（2）棉花棒细长，较容易清洁污垢，效果比棉花球好。

（3）不要将棉花棒来回揩拭肚脐，避免将污垢再带至已清洁过的部位。

（4）新生儿出生后2～3周，脐带干透后会自动脱落；脐带脱落后1～2日可继续用75%酒精清洁肚脐。

（5）每天清洁肚脐一次已足够，若新生儿尿液弄脏肚脐，可再用75%酒精清洁一次。

事项一	新生儿指甲剪应是钝头的、前部呈弧形的小剪刀
事项二	剪指甲时一定要抓牢新生儿的手，避免因晃动而将其弄伤，可以选择新生儿睡觉的时候修剪
事项三	用拇指和食指握住新生儿手指，另一只手拿剪刀从一边沿着指甲自然弯曲转动，剪下指甲。不要剪得太深，以免伤到指甲下的嫩肉
事项四	摸摸剪过后的指甲，不要有棱角或尖刺，以免新生儿抓伤自己。若有则应修剪成圆弧形
事项五	如果指甲下方有污垢，不可用锉刀尖或其他尖锐的东西清除，以防损伤感染，应在剪完指甲后用水洗干净
事项六	如果不慎误伤了新生儿的手指，应尽快用消毒纱布或棉球压迫伤口，直到流血停止，再涂抹一些碘酒或消炎软膏消毒

图8-7 给新生儿剪指甲的注意事项

2.不用担心新生儿脚趾甲长进皮肤里

新生儿脚趾甲的生长速度比手指甲生长速度慢，但脚趾甲周围常常环绕着隆起的皮肤，因此很不好剪。不用担心脚趾甲会长进皮肤里，新生儿很少发生这样的情形。

3. 不要给新生儿戴手套

许多家长看到新生儿的小手无目的地抓摸，担心他们会抓伤自己，又不敢为其修剪指甲，就给孩子戴上手套。戴手套看上去似乎可以避免新生儿抓伤皮肤，但从新生儿发育的角度看，这种做法直接束缚了新生儿的双手，使手指活动受到限制，不利于触觉的发育，影响了精细动作的发育和智力发育。

另外，有些针织手套或用其他棉织品做的手套内部有线头，很容易缠住新生儿的手指，影响手指局部血液循环，如果发现不及时，有可能引起新生儿手指的坏死等严重后果。因此，从新生儿手指发育和安全的角度考虑，家长不宜给新生儿戴手套。

【案例】

一个出生仅40多天的女婴被焦急的父母送到深圳儿童医院急救科。医生发现，她的食指远端因血液受阻缺血而坏死，不得不采取截指手术。原来，孩子的父母怕孩子抓伤自己的皮肤，用柔软的纱布给她缝制了手套。他们万万没有想到，孩子的手指在手套内活动时勾起了里面的纱线，纱线就缠绕在手指上，手指的活动使纱线越勒越紧。孩子因疼痛而哭闹，可家长没有想到是手指头出了问题。仅仅数小时后，就造成了无法挽回的伤害。

这个案例看了不禁让人讶然悲伤，只是给新生儿戴了一副手套，孩子的手指就得截去。由此月嫂一定要吸取教训，同时一定要记住在新生儿哭闹时要检查他的身体是否有异样，不要简单地认为新生儿只是饿了或是想要喝水。

三、新生儿的抱法

新生儿的身体很柔软，尤其是颈部与脊椎，自己根本不能抬起头或将头四周转动，只能依靠月嫂或者新生儿的家长的帮助完成转动。不同的情况下，新生儿的抱法是不一样的。

1. 喂奶时的抱法

轻轻地将新生儿的头放在左胳膊弯中，左小手臂拦住新生儿的头颈部，左手掌放在新生儿的背部或腰部，右手臂放在新生儿的腿部，右手掌托住新生儿的屁股。

2. 洗头时的抱法

用左手手掌托起新生儿的头部，将新生儿夹在腋下，托住头部的这只手臂的肘部可夹住新生儿的小屁股（借助髋关节的力量），另一只手为新生儿洗头或做其他护理。

3. 吃奶后的抱法

一只手托起新生儿的头颈部，另一只手托住新生儿的小屁股，使新生儿趴在你的肩上，然后用先前托头的手轻拍新生儿的背部。注意不要挡住新生儿的鼻子。

4.和新生儿玩时的抱法

把新生儿放在双腿上，用手托住新生儿的头颈部就可以逗着玩了，也可以把新生儿放在腿上，头放在左右手的任何一边，再逗着玩。

四、为新生儿测量体温

1.为新生儿测体温的最佳部位

可在新生儿的颈前、腋下、口腔或肛门处测体温，口腔或肛门测得的体温较准确，但颈前或腋下更方便、安全。颈前或腋下体温正常范围为36 ～ 37摄氏度，而口腔、肛门处体温的正常范围为36.5 ～ 37.5摄氏度。

2.给新生儿测量体温的操作方法

口测、肛测不易操作，需一定技巧性，如口腔测体温要求温度计洁净，最好是舌下含着体温计的水银球部分，肛测前要在水银球部位涂少许凡士林，缓慢插入肛门约1.5 ～ 3厘米。口测或肛测的整个过程要尽量使新生儿保持安静，以免发生意外。给新生儿测量体温的操作方法如表8-2所示。

表8-2　给新生儿测量体温的操作方法

序号	步　骤	操作方法
1	准备工作	测量前，先准备好体温表，用右手拇指、食指握捏着体温表的末端（无水银球的一端），手腕快速向下、向外甩动几下，使水银柱降到35摄氏度刻度以下。甩表时要避免碰撞到其他物品，以免体温表被碰碎
2	测温	测温时，解开或撩起婴儿的衣服，将体温表的水银端放置腋窝深处，使小儿屈臂夹紧体温表，5分钟后取出体温表。测量体温时应注意，体温表一定要放在婴儿腋窝深处并紧贴皮肤，否则会影响测量的准确性
3	查看体温表读数	查看体温表读数时，手持体温表尾端呈水平位，使表上的刻度与眼睛平行，背光慢慢转动体温表，便可清晰地看到水银柱对应的度数。腋测法正常体温为36 ～ 37.4摄氏度，超出37.4摄氏度则为发热。38摄氏度以下是低热，38 ～ 39摄氏度是中等热，39摄氏度以上是高热。对于发热的婴儿应每隔2 ～ 4小时测量一次体温，吃退热药或物理降温后30分钟应测量体温，以观察婴儿体温变化

 贴心提示 ▶▶▶

　　新生儿哭闹、进食热奶或水、洗澡后，体温都会较平时高；午后或晚上体温也比清晨高；环境温度很高时也会导致体温增高；有时感染很重体温反而很低。总之，不能仅靠体温来判断病情，还要综合精神状态、食欲及其他临床表现。

3.为新生儿测体温注意事项

月嫂在给新生儿量体温时，应注意以下事项。

（1）口测或肛测的整个过程，要尽量使新生儿保持安静，以免发生意外。

（2）一般来说，给新生儿量体温前，应先将体温计水银柱甩到35摄氏度以下。

（3）取出后读表：旋转表身见到水银柱，再看刻度，读出刻度数。

（4）月嫂应该随时注意给新生儿监测体温，每日不少于2次。

五、为新生儿测量体重和身高

新生儿的体重是反映生长发育的重要指标，是判断新生儿营养状况、计算药量、补充液体的重要依据；新生儿身高则是宝宝骨骼发育的一个主要指标。因而为新生儿测量体重和身高是衡量其生长发育是否良好的一个重要指标。月嫂一定要仔细测量，并及时告知新生儿的家长这些情况。

1.测量新生儿身高的方法

（1）测量新生儿身高前先脱去新生儿的鞋、袜、帽、外衣裤及尿布。

（2）让新生儿仰卧在量板的底板中线上，头接触头板，面向上。

（3）测量者站在新生儿的右侧，用左手按直新生儿的双膝部，使两下肢伸直、并拢，并紧贴量板的底板；右手移动足板，使其紧贴新生儿的足底，读取身长的刻度。

在家里，如果没有量板，也可让新生儿躺在桌上或木板床上，在桌面或床沿贴上一软尺。在新生儿的头顶和足底分别放上两块硬纸板，测量方法和医院量板的量法一样，读取头板内侧至足板内侧的长度，即为新生儿的身长。

（4）测量身长时需注意足板一定要紧贴新生儿的足底，而不能只量到脚尖处，否则，会使测得的身长大于其实际身长。

2.测量新生儿体重的方法

新生儿出生时体重的正常范围为2.5～4.0千克，低于2.5千克为低体重儿，大于4.0千克为巨大儿。

新生儿出生3～5天内，体重会暂时性的下降，但一般不超过0.3千克。出现这种现象的原因主要是新生儿要排泄粪便和小便，还会呕出一些出生过程中吸入的羊水，经肺呼吸和皮肤也会散发一些水分，食量又小，母乳量往往也不足，因此就造成了体重下降。一般的只要哺乳得当，4天左右体重就开始回升，7～10天后即可恢复到出生时的体重。

测量新生儿的体重最好选用杠杆式秤，如钩秤、磅秤等。新生儿体重的测量方法如表8-3所示。

表8-3　新生儿体重的测量方法

序号	测重方法	具体内容
1	用婴儿磅秤测量	这种婴儿磅秤最大称量一般不超过15千克，测量时将新生儿放于秤盘中央即可读取毛体重
2	用婴儿布兜加钩秤测量	这种方法所用的秤一般最大称重不超过10千克；婴儿布兜可用一块较结实的边长约50～60厘米的布制成，在其四角缝上较牢固的带子。测量时将新生儿放在布兜中央，拎起带子将布兜挂在秤钩上即可测量毛体重。注意不要将布兜提得太高以免新生儿跌落受伤，最好在床上给新生儿称体重，这样比较安全
3	普通磅秤	可先由宝宝的爸爸或妈妈抱着宝宝站在普通磅秤上称体重，然后再称爸爸或妈妈的体重，用第一个重量减去第二个重量，并扣除宝宝的衣服、尿布等的重量，即为宝宝的体重

当然，不管是用上述哪种方法称体重，均要将所称得的毛体重减去新生儿身上的衣服、鞋帽、尿布等的重量，这样得出的才是新生儿的净体重。

六、为新生儿拍嗝

新生儿打嗝常在刚喝完奶时发生，可能是新生儿常哭闹或在喂食时吃得太急，而吞入大量的空气造成的。有时新生儿肚子受寒或是吃到生冷食物等，也会出现打嗝症状。其他较少见的原因是与胃食道逆流及疾病如肺炎有关，或与对药物的不良反应有关。如何为新生儿拍嗝有以下方法。

1.采用站式的拍嗝要领

（1）先在新生儿肩膀上铺条毛巾。

（2）抱起新生儿，用一只手扶住新生儿的屁股，另一只手托住新生儿的脖子，使新生儿躺在你身上。

贴心提示 ▶▶▶

由于新生儿的脖子还无法有效支托，所以抱新生儿时，务必以手掌完全托住新生儿的头部和脖子才行。握住新生儿脖子的方式：张开手掌，以虎口为中心，依序托住新生儿的头、颈、肩，然后以手臂撑住新生儿的背。

（3）将新生儿的屁股往上抬，重心前倾，使头靠到肩膀的毛巾上，并略微调整毛巾的位置。

（4）将手掌略微弓起，使手心呈弓状。

（5）由新生儿肚脐正对的背部位置开始拍，由下而上，慢慢将新生儿体内的空气拍出。

2.采用坐式的拍嗝要领

（1）抱起新生儿，让新生儿坐在大腿上，用手掌扶住新生儿的屁股，以手臂托住新生儿的背，并让新生儿的头部枕在臂弯里。

（2）垫毛巾，张开手掌，以虎口为中心，将毛巾整个圈住新生儿的脖子。

（3）使新生儿的重心前倾，用垫有毛巾的手支撑新生儿，另一只手则同时从新生儿肚脐相对背部的位置开始拍，由下而上，慢慢将新生儿体内的空气拍出。

七、新生儿溢奶的护理

1.溢奶的原因

溢奶的原因与新生儿消化道的解剖生理特点有关：新生儿胃呈水平状，胃的入口（贲门）处括约肌较松弛，而出口（幽门）处相对地较紧张，因而使奶汁易返流到食管经口腔溢出。加之此时新生儿的神经调节功能不完善，若喂养方法不当，如吃奶时吸入过多的空气，吸空奶头等，当嗳气时，更会加重奶汁溢出。

2.溢奶的后果

溢奶多见于出生1～2个月的新生儿。溢奶与大口大口地吐奶不同，只要不是经常性的，偶尔发生问题不大。如果经常溢奶且护理不当，容易出现严重的后果——窒息。这是因为吐出较多量的奶被吸入气管，发生堵塞。另外，吐出的奶会流入咽鼓管，引起继发性细菌感染而患中耳炎。

3.溢奶的护理

出现溢奶时，需要注意的事项如图8-8所示。

方法一	喂奶前先换尿布，喂奶后尽量少搬动新生儿
方法二	喂奶后将新生儿竖抱，轻轻拍其背部，待吸入的空气嗳出后再将其放平
方法三	新生儿躺下入睡时，头要稍抬高，身体向右侧卧，使奶汁易经胃进入十二指肠，同进也可防止溢出的奶误吸入气管或肺而发生窒息

图8-8 新生儿溢奶的护理方法

如果以上方法仍无效，月嫂则应及时告知新生儿家长请医生检查，以排除某些疾病或先天性畸形。

八、新生儿啼哭护理

对于刚出生不久尚无语言表达能力的新生儿来说，啼哭是他们唯一的语言，是表达需求、痛苦和交往的主要方式。这就需要月嫂对哭声进行鉴别与判断，并给予相应的护理。正常新生儿啼哭原因及护理方法如表8-4所示。

表8-4　正常新生儿啼哭原因及护理方法

序号	啼哭原因	护理方法
1	饥饿引起的啼哭	当新生儿哭声较短，声音不高不低，长短均匀，富有节律，同时可见宝宝头向左右转动，张开小嘴左右寻觅，碰到衣物或手指即有较强的吸吮力，喂哺后哭声自然停止。若饥饿时间过长，哭声可由强转弱，细长无力，也可因哭闹时间过长、出汗过多引起虚脱或出现低血糖，应及时对症治疗
2	不适引起的啼哭	新生儿常在吃完奶或睡醒后，因尿布潮湿或体位不适而大哭，哭声长短不一，高低不均，且不很规则，常常边哭边活动臀部，两脚乱踢乱动。换上干净尿布即停止哭闹
3	需要安全感引起的啼哭	啼哭时一般情况好，面色红润，四肢活动自如，反射正常，哭声长短不一，高低不均，无节奏感，常哭哭停停，睁着眼睛左顾右盼，当母亲或家长走到其跟前时，啼哭就会停止，双眼盯着母亲，一幅着急的样子，但仍有哼哼声，嘴唇翘起
4	保暖过度及包扎过紧引起的啼哭	新生儿大声哭叫，面红耳赤，全身出汗，四肢乱蹬乱伸，此时体温升高。须立即松开衣被，改变体位，用温水擦身，更换内衣、尿布，适量喂糖水或母乳，哭声即可停止，情绪变得安静，体温也会降到正常
5	不明原因引起的啼哭	一般在入睡前，这种哭声比较低，双目时睁时闭，经过哄拍，哭声断断续续变轻而入睡。也可在刚睡醒时，哭一会儿，之后逐渐进入安静觉醒状态，此时若轻轻拍拍新生儿或安抚一下，新生儿感到有人在身边，会显得特别机敏，精神饱满
6	吃奶时边吃边哭	除了感冒时鼻塞外，常需注意是否有母乳过少或奶嘴开口过小的情况。此时新生儿吸吮几口才吞咽，数分钟后即出现啼哭，哭几声后再吃，反反复复，出现这种情况时可在母乳后加喂牛奶或适当将奶嘴开口加大，以挤压后奶汁流出顺畅为宜；母乳过多或奶嘴开口过大时新生儿也会啼哭，此时新生儿每次吸吮后马上吞咽，偶有呛咳，这时妈妈可用拇指和食指轻轻捏住乳头，使乳汁流得慢些或更换奶嘴

九、新生儿囟门的护理

1.囟门的日常护理

囟门是新生婴儿脑颅的"窗户"。脑组织软，需要骨性的脑颅保护，但对于密闭的脑颅来说，囟门就是上面的一个开放空隙，因此很容易受到外界不利因素的侵害，所以囟门的日常清洁和护理非常重要。

新生儿囟门的日常护理如图8-9所示。

2.新生儿囟门清洗的注意事项

（1）新生儿囟门的清洗可在洗澡时进行。

（2）清洗时手指应平置在新生儿囟门处轻轻地揉洗，不应强力按压或强力搔抓，更不能以硬物在新生儿囟门处刮划。

方法一	不要给新生儿使用材质太硬的枕头，否则很容易引起新生儿头部变形
方法二	不要让新生儿一直固定一个睡姿，想要新生儿的头型完美，就要经常为他翻身，改变睡姿。新生儿喜欢光线，如果新生儿习惯侧向某一边睡，可以在另一侧用光吸引他(她)
方法三	注意家中家具，避免尖锐硬角弄伤新生儿的头部
方法四	如果新生儿不慎擦破了头皮，应立即用酒精棉球消毒以防止感染
方法五	冬天外出应戴较厚的帽子，在保护囟门的同时又减少了热量的散失

图8-9 新生儿囟门的日常护理

（3）如果新生儿囟门处有污垢不易洗掉，可以先用消过毒的植物油润湿浸透2～3小时，待这些污垢变软后再用无菌棉球按照头发的生长方向擦掉，并在洗净后扑婴儿粉。

新生儿的囟门很重要，月嫂一定要做特别护理。

十、新生儿乳痂的护理

新生儿头皮的皮脂腺分泌很旺盛，如果不及时清洗，这些分泌物就会和新生儿头皮上的脏物积聚在一起，时间长了就形成厚厚的一层乳痂，看上去很脏，令人非常不舒服。

1.用植物油梳理乳痂方法

用植物油梳理乳痂方法如下。

（1）为保证植物油的清洁，一般要先将植物油加热消毒，然后再放凉，以备使用。另外，一些以植物油成分为主的婴儿油或婴儿润肤露也是帮助新生儿清洗乳痂的较好选择。

（2）在为新生儿清洗头皮乳痂时，先将冷却的清洁植物油涂在头皮乳痂表面，不要将油立即洗掉，需滞留数小时，头皮乳痂就会变得松软，比较薄的头皮乳痂会自然脱落下来，比较厚的头皮乳痂则需多涂些植物油，多等一段时间。

（3）当新生儿头皮乳痂松软但还没有脱落时，可用小梳子慢慢地、轻轻地梳一梳，厚的头皮乳痂就会脱落，然后再用婴儿皂和温水洗净头部的油污。

2.新生儿去痂护理方法

新生儿去痂护理方法如下。

（1）清洗时，月嫂要注意动作轻柔，不要用手指甲硬抠，更不要用梳子去刮，以免损伤新生儿头皮。

（2）新生儿囟门处也必须清洗，只要注意动作轻柔，是不会给新生儿带来伤害的。

（3）在清洗后还要注意用干毛巾将新生儿头部擦干，冬季可在洗后给新生儿戴上小帽子或用毛巾遮盖头部，防止新生儿受凉。

💬 十一、新生儿湿疹的护理

新生儿湿疹也叫"胎毒"、"奶癣"，是婴儿时期常见的一种皮肤病，属于变态反应性疾病，也叫过敏性疾病。出生不久的新生儿的面部、头皮等部位出现一些皮疹，部分新生儿的患病部位，有渗出或者脱屑，严重者会发展成疱疹，破溃结痂。

1.新生儿湿疹发生的原因

导致新生儿湿疹的原因比较复杂：外界对新生儿皮肤的刺激、新生儿消化不良及先天性的过敏体质都可能诱发此病。

2.新生儿湿疹的症状

初起时为散发或群集的小红丘疹或红斑，逐渐增多，并可见小水疱，黄白色鳞屑及痂皮。皮损是对称的，瘙痒明显，搔抓后可引起糜烂、渗出、结痂，严重的可累及到头皮和整个面部甚至全身。继发感染后可见脓疱，并有局部淋巴结肿大、发烧等。

3.新生儿湿疹的预防

新生儿湿疹的预防事项如图8-10所示。

事项一	注意定时给新生儿喂奶，不要让新生儿过饥或过饱，防止便秘及消化不良，而诱发湿疹
事项二	给新生儿穿清洁柔软舒适的衣服，枕头要常换洗，衣服、被褥均要用浅色的纯棉布制作，不要用化纤制品
事项三	不要使新生儿着凉受热，要躲避冷风，夏季不要暴晒
事项四	乳母应忌食辛辣刺激性食物，如辣椒、生葱、生蒜、酒等

图8-10 新生儿湿疹的预防事项

4.湿疹的护理方法

（1）应注意保持新生儿面部皮肤的清洁、干燥，不用肥皂洗面部，否则可加重湿疹。

（2）给患湿疹新生儿洗澡时，水不能太热。因为太高的水温会使新生儿皮肤脱水更快。洗澡时最好不用浴液，只用清水就可以了。洗澡的顺序最好先清洗全身，最后再给新生儿洗头。尽量让新生儿在水里的时间控制在10分钟以内。另外，新生儿一出浴盆就要擦干他的肌肤，然后抹上保湿护肤霜，以保持皮肤水分，缓解瘙痒的症状。如果医生建议使用药膏的话，就按医嘱处理。

（3）新生儿的手指要保持清洁，经常剪指甲，防止新生儿用手抓破而继发感染。但要记得经你个大打开手套给新生儿手指散热，并检查新生儿的手指是否抠破了纱线。

（4）如果是母乳喂养的新生儿，要叮嘱乳母不要吃辛辣、鱼、虾等食物，以免加重湿疹。

（5）头皮和眉毛等部位结成的痂皮，可涂消过毒的食用油，第二天再轻轻擦洗。

 贴心提示 ▶▶▶

在新生儿湿疹发作时，不作预防接种，以免发生不良反应。

十二、新生儿的喂药护理

新生儿刚出生身体柔嫩体质虚弱，很容易因为感染风寒或是一些常见的疾病，在这种情况下，吃药便是难免的事了，可是如何喂新生儿吃药却是一件不容易的事。因为药通常是苦的，新生儿很抗拒这种味道，喝药时常常会吐出来，再者新生儿肝、肾等器官等脏器的解毒功能尚未完善，药量也要小心控制。因此月嫂就需要学习如何正确喂新生儿药，在保证新生儿病愈的同时还不能伤害到新生儿。

1.给新生儿喂药的方法

不同形态的药喂药的方式可能会不一样，新生儿辅助喂药方法如表8-5所示。

表8-5　新生儿辅助喂药方法

序号	药的形态	喂药方法
1	粉剂	（1）将药物倒入新生儿小勺中，用温开水调成稀糊状，再将小勺放到新生儿舌下处。如果新生儿吞咽较慢，可再喂1～3小勺水，帮助药物流入新生儿咽部。 如果药品本身无特殊异味，可放入奶瓶，用温水混匀，给新生儿饮用 （2）如果药量比较少，可将药粉沾在乳母乳头或者橡胶奶嘴上面，直接将其送入婴儿口中吸吮
2	水剂	用新生儿专用小勺紧贴嘴角，一点点喂服，使药液沿嘴角一侧慢慢流入口中。 用吸管吸满药液后，将管口放在婴儿口腔颊黏膜和齿龈之间慢慢挤滴，注入口腔
3	胶囊制剂	目前新生儿用胶囊制剂主要是维生素A和维生素D胶囊，可将胶囊一端用清洁剪刀剪开，将药剂倒入温开水中混合，然后直接沿嘴角或舌下滴入口腔
4	片剂	将药片研成细粉状，喂法同粉剂一样

2.给新生儿喂药的注意事项

（1）服药前，不宜给新生儿喂奶及饮水，要使新生儿处于半饥饿状态。这样既可防止恶心呕吐，又可因新生儿饥饿，便于药物咽下。

（2）按医嘱先将药片或药水放置勺内，用温开水调匀，也可放少许糖。喂药时将新生儿抱于怀中，托起头部成半卧位，用左手拇指和食指轻轻按压新生儿双侧颊部，迫使新生儿张嘴，然后将药物慢慢倒入嘴里。但要注意，不要用捏鼻的方法使新生儿张嘴，也不宜将药物直接倒入咽部，以免药物吸入气管发生呛咳。

（3）喂药后，应继续给新生儿喂水20～30毫升，将新生儿口腔及食道内积存的药物送入胃内，而且，喂药后不宜马上喂奶，以免发生反胃，引起新生儿呕吐。

（4）要严格掌握剂量。因新生儿肝、肾等脏器的解毒功能尚未完善，若用药过量容易发生中毒。

（5）有时新生儿用药剂量很小，为了便于准确掌握剂量及减少服药时有效成分的损失，可先将所服用的药物与钙片等对新生儿机体无明显影响的药物一同研碎、混匀，然后再分出新生儿应服用的剂量。

 月嫂日记

宝宝的湿疹终于好了

新生儿湿疹的治疗其实靠的是月嫂的耐心，我有一次护理的一个新生儿脸上长满了湿疹，我问了下宝宝妈有没有吃一些刺激的食物影响母乳，她说她前几天吃了一些辣椒，坐月子实在太馋。我要求她赶紧把饮食改为清淡的，然后开始仔细地护理宝宝。

首先我先把宝宝的房间通通风，衣服也没让他穿太多，保证宝宝不冷就行。然后给宝宝洗澡时只用清水小心的清洗那些细细红红的小湿疹。不好洗的地方就用棉签蘸水清洁。就这样小心的照护宝宝，他的疹子开始变成小水泡，这个时候我更加小心，给他洗澡时都是很轻的，怕弄疼了宝宝。

小水泡开始破了，流出了黄黄的水，黏黏的。我知道这个时候如果护理得不小心，宝宝很容易细菌感染，我边给他慢慢的洗澡边检查其他地方有没有继续长，好在没有变严重，我坚持这样用清水给他洗澡，咨询了医生说是尽量让宝宝自然好。

过了两天，宝宝的湿疹开始结痂了，我告诉宝宝的家长千万不要抠，让它们自然脱落。宝宝的精神开始好转，我想这是快要好了，但我不能大意，还是小心的照护着宝宝。

再过了两天宝宝的黄痂开始逐渐脱落。三天后宝宝的湿疹差不多全好了。我终于长长地舒了一口气。

第九章
新生儿常见疾病护理

 学习目标

1.了解新生儿常见疾病的症状,掌握新生儿常见疾病的护理方法。

2.了解新生儿常见疾病的护理,掌握其正确的护理方法和指导方法。

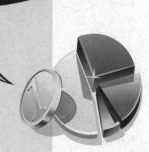

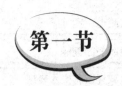

第一节　新生儿疾病概述

 一、新生儿疾病常见症状

新生儿疾病初期症状常不典型，且变化快，稍有疏忽，即可能造成严重后果，应严密观察。因此，月嫂应该对新生儿常见症状有所了解。

1.新生儿哭泣

哭是新生儿寻求帮助的唯一方式。新生儿哭时一般不流泪，通常无法根据哭声来识别他需要什么。正常新生儿的哭，常是因为饥饿、口渴、尿布湿了、环境温度过低或过高引起的。

哭也可以是新生儿有病的一种征兆：当新生儿两眼发呆，哭声是突然、短促而不婉转的尖声高音调时，常是脑部有病的迹象。当触及新生儿某一部位哭声加剧时，应仔细检查该部位有无异常。例如，新生儿皮下坏疽主要累及背部和骶尾部，抱起和换尿布时，哭声往往加剧。新生儿哭声无力或哭不出声，则提示病情较严重。

> **贴心提示 ▶▶▶**
>
> 哭是新生儿的一种语言，正常新生儿每天总会哭几次。假如新生儿很安静，不哭不闹，显得太"乖"了，反而要引起注意，这时要检查他的大脑发育是否正常。

2.新生儿发出呻吟声

如果新生儿因呼吸道或心脏疾患，导致肺功能明显紊乱，或因脑部有疾患，呼气时有"哼哼"的呻吟声，这是病情严重的表现。持续呻吟要比间断呻吟病情更重，应迅速送往医院诊治。

3.新生儿呕吐

呕吐是指乳汁自胃经口吐出时，有较大的冲力，常伴有腹部肌肉的强烈收缩。而漾奶（吐奶）是指乳汁自食管或胃经口溢出，一般冲力不大，并不伴有腹部肌肉的强烈收缩。不论呕吐还是漾奶，既可能是喂养方法不当，或食物摄入量过多引起的，也可能是胃肠道功能紊乱，或先天性肠闭锁、食管闭锁等疾病造成的。

一般来说，只要新生儿食欲好、日见长胖、有大便就正常。但要注意喂养方法，喂奶时可取右侧卧位，防止吐出物吸入呼吸道。如果呕吐或漾奶伴有如图9-1所示的表现时，应引起重视，须请医生检查。

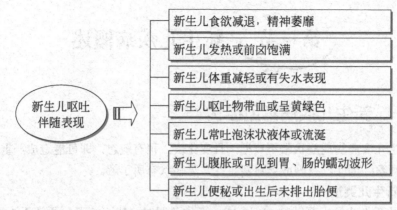

新生儿食欲减退，精神萎靡

新生儿发热或前囟饱满

新生儿体重减轻或有失水表现

新生儿呕吐物带血或呈黄绿色

新生儿常吐泡沫状液体或流涎

新生儿腹胀或可见到胃、肠的蠕动波形

新生儿便秘或出生后未排出胎便

新生儿呕吐
伴随表现

图9-1　新生儿呕吐伴随表现

4.新生儿黄疸严重

新生儿在出生后2～3天出现轻微黄疸，4～5天最明显，7～14天自然消退，称"新生儿黄疸"，这是生理现象。但是，由于新生儿生理的特点，很多疾病能引起或加重黄疸。因此，当出现黄疸时，要区分是生理性的还是病理性的。如果黄疸具备下列情况之一时，可能是病理性的。

（1）在出生后24小时内黄疸即相当明显。

（2）黄疸遍及全身，呈橙黄色，并在短期内明显加深。

（3）黄疸一度减退后又加深，或出生后2～3周仍很明显。

（4）大便颜色淡或呈白色，而尿色深黄。

（5）全身状况不正常：发热、食欲不佳、精神不好、两眼发呆。

5.新生儿呼吸异常

新生儿正常呼吸时不费力，每分钟40次左右。若呼吸稍有些快慢不匀、时深时浅，但不伴有皮肤青紫或心跳减慢等现象，则属正常。呼吸异常是指呼吸窘迫和呼吸暂停。新生儿呼吸异常的具体表现如表9-1所示。

表9-1　新生儿呼吸异常的具体表现

序号	类　别	具体表现
1	呼吸窘迫	新生儿出现呼吸窘迫时呼吸很费力，吸气时胸廓的软组织及上腹部凹陷。呼气时发出哼哼的呻吟声，呼吸时两侧鼻翼扇动，呼吸速率明显增快（每分钟60次以上）或减慢（每分钟30次以下），常伴有皮肤青紫
2	呼吸暂停	呼吸暂停是指病儿的呼吸停顿15秒以上，并且伴有面色青灰、心跳减慢。这种情况早产儿发生率较高

6.新生儿腹泻

母乳喂养的新生儿，每天大便可多达4～6次，正常状况下，大便呈厚糊状，有时稍带绿色。腹泻是指大便稀薄、水分多，呈蛋花汤样或为绿色稀便。严重者

金牌月嫂从入门到精通

水分很多而粪质很少。

引起新生儿腹泻的原因很多，病毒或细菌感染、喂奶量过多或乳品中含糖量过多、受凉等均可引起腹泻。也有少数新生儿是因为对牛奶过敏，或肠道缺少消化、吸收乳糖的酶所致。食量过少时，大便次数也可增多，称为"饥饿性腹泻"。这时大便较松、色绿、次数虽多但量少，应与其他腹泻相区别。

7.新生儿皮肤青紫

新生儿刚出生时，由于生活环境骤然改变，心肺功能需要调整，皮肤有些青紫，但在出生20分钟以后应逐渐消失。如不消失，则可能是病态。

引起新生儿皮肤青紫的原因很多：单纯青紫多为青紫型先天性心脏病，阵阵发青则是由于中枢神经系统疾病或严重感染所致。另外，环境温度低时，新生儿会发生唇部及四肢末端青紫，经保暖可随之消失。有的新生儿在宫内受压，局部淤血，出生后受压面会有紫色斑，称"损伤性出血"，出生后可逐渐消失。

8.新生儿皮肤和黏膜变得苍白

皮肤和黏膜苍白也是一种病态，原因如下。

（1）表浅血管收缩。见于环境温度过低或新生儿有疾病时。

（2）贫血。由失血或溶血引起。

9.新生儿发热

发热是新生儿在细菌或病毒感染时的重要表现之一，常常是在吮奶时，妈妈感觉到孩子口腔发烫，才知道孩子生病了。可是新生儿感染后不一定都发热，特别是出生体重轻或病情重的孩子，甚至会出现低于正常体温的现象。另外，环境温度过高，也可使体温上升，因此，不能单纯看体温来判断新生儿是否生病。

10.新生儿惊厥

新生儿惊厥很少有典型的抽搐，大概的表现如图9-2所示。

表现一	新生儿两眼凝视、震颤或不断眨眼
表现二	新生儿口部反复地做咀嚼、吸吮动作
表现三	新生儿呼吸不规则、暂停，并伴有皮肤青紫
表现四	新生儿面部肌肉抽动
表现五	少数新生儿表现为：全身或一侧肢体肌肉一阵阵地抽颤，或肌肉持续强直紧张

图9-2 新生儿惊厥的具体表现

惊厥是一种神经系统症状，但不一定都是脑部疾病，可由多种原因引起，如高热，水、电解质紊乱（低钙、低镁、高钠等），先天性心脏病引起脑缺氧，黄疸太重，败血症等。一旦发生惊厥，要查清原因，及时处理，切勿延误。

二、怎样判断新生儿生病了

　　刺激新生儿的耳朵、鼻子、足底，新生儿不动、不哭、对刺激无反应；喂奶不肯吃，长时间不喂也不会因饥饿而啼哭、吵闹、手足较凉。若新生儿出现上述情况，表示病得较重，应赶快找医生看。

　　以下几种表现往往提示是新生儿有病的征兆，应引起注意以下现象。

　　（1）新生儿出生后48小时内无尿，36小时仍无大便。

　　（2）黄疸超过半个月。

　　（3）心跳快慢不齐。

　　（4）下肢屈曲，拉直时哭闹。

　　（5）眼神发直。

　　（6）体温正常却时常发惊。

　　（7）前囟凸起，腹泻、呕吐。

　　（8）哭声发直、发尖。

　　（9）新生儿安静状态下呼吸急促。

月嫂日记

读懂宝宝的哭声

　　刚出生的宝宝不适应环境，父母不懂得宝宝的需求，宝宝又小又软，父母不敢抱，不知道宝宝什么时候饿，为什么哭。有次照料一对母婴，妈妈剖腹产，奶奶和爸爸带着孩子。宝宝刚不知道为什么开始哭，爸爸急忙给宝宝喂奶，喂了几口宝宝就不吃了，过了一会又开始哭了，奶奶又喂，宝宝突然开始吐奶，一会小脸憋得发紫，奶奶和爸爸慌了，赶紧把大夫叫来了。大夫一检查才知道是宝宝脐带发炎了。我到时宝宝还在哭，从那以后奶奶爸爸再也不敢随便喂宝宝了。

　　其实宝宝哭不一定是饿了，他不会说话，只能用哭来表达他的需求，如果认为一哭就饿，就喂食不对的。如果是宝宝生病不舒服而哭，家长不知道简单地喂奶，反而错过了宝宝了治疗的时机。

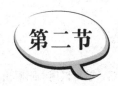

第二节　新生儿常见疾病护理

一、新生儿"红臀"的护理

尿布疹俗称"红臀"，主要是因为新生儿臀部的皮肤长时间在潮湿、闷热的环境中不透气造成的。粪便及尿液中的刺激物质以及一些含有刺激成分的清洁液也会使新生儿的屁股发红，新生儿常因此而烦躁哭闹、睡卧不安。有的新生儿红臀的原因是母乳性腹泻，这是由于新生儿对乳糖不耐受引起的。

夏季是引起尿布疹的高发季节。"红臀"的护理方法如图9-3所示。

方法一	对仅仅是局部皮肤潮红的轻度红臀，应保持臀部清洁、干燥，做到及时更换湿尿布，即使是一次性尿布也应及时、定时更换
方法二	每次在新生儿大便后或换尿布时，对其臀部应用温开水或4%的硼酸水洗净、吸干，再涂些植物油。而不能用肥皂清洗新生儿臀部
方法三	在气温或室温条件允许的情况下，可以把尿布垫在新生儿臀部下面，让臀部充分暴露在空气中或阳光下，每日2～3次，每次10～20分钟，一般1～2天红臀就能有所恢复
方法四	如果新生儿局部皮肤潮红并伴有皮疹，可涂消毒鱼肝油
方法五	皮疹如果有溃破，可以用氧化锌油膏或红汞加鱼肝油治疗。同时可对新生儿皮肤破溃糜烂处使用普通灯泡（100瓦）照射（距患处10～15厘米），一日数次，照射时要有专人照看以防烫伤
方法六	要是有继发细菌感染，可以用1：5000高锰酸钾溶液冲洗新生儿臀部，吸干，然后涂上1%～2%的龙胆紫溶液或0.5%的新霉素氧化锌糊剂

图9-3　新生儿"红臀"的护理方法

"红臀"的预防重于治疗，月嫂在护理新生儿时千万不要使用橡皮布或塑料布给他们当尿布，每次大便后都要用温水洗净新生儿臀部、肛门周围及会阴部，并经常保持该处通风，皮肤干燥。

二、新生儿黄疸的护理

黄疸是新生儿最常见的疾病之一，分为生理性黄疸与病理性黄疸，生理性黄疸是正常现象。但如果发现超过了生理性的范围，就必须注意是不是有其他的病变，所以要特别注意新生儿的肤色变化。

1. 新生儿黄疸的基本类型

新生儿黄疸的基本类型有两种，如图9-4所示。

类型一	生理性黄疸。通常新生儿在出生两三天后，就可以用肉眼看出皮肤有点黄，在4～5天达到高峰，7～14天多半就会消失
类型二	病理性黄疸。病理性黄疸的原因很多，足月儿和早产儿的标准不尽相同

图9-4 新生儿黄疸的基本类型

只要发现以下情况就要送医院观察。

（1）新生儿在出生24小时之内就发现黄疸，是"早发性黄疸"。

（2）黄疸指数短时间内升得太高，一天增加50毫克/升以上，这种情况比较常见的是溶血性黄疸（母亲和婴儿的血型不合）。

（3）黄疸指数升得太高，达150毫克/升。

（4）持续时间太长，一般生理性黄疸持续的时间是7～14天，如果超过两个星期就要注意了。

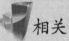

相关知识16：▶▶▶

认识病理性黄疸

黄疸是由体内胆红素浓度升高引起的。因为新生儿不需要那么多的红细胞。红细胞被破坏的代谢产物就是胆红素，如果胆红素太高，即"高胆红素症"，会引起黄疸。一般胆红素分为直接型与间接型，直接型的胆红素主要是肝脏胆道的问题；间接型的胆红素是由于红细胞破坏过多，使胆红素太高，这可能会造成脑部核黄疸，所以都需注意。

1. 红细胞破坏过多

红细胞破坏过多，这多半是间接型的高胆红素造成，它可以自由进出脑部，一旦脑部发育不成熟、本身有先天疾病或早产，就更容易造成伤害，因为黄疸较严重的后果就是对脑部造成伤害。黄疸太高会造成脑部产生核黄疸，导致脑部神经发展障碍，甚至会导致死亡。

黄疸也可能由于在母亲怀孕的时候，抗体由胎盘传到胎儿身上，宝宝就可能会造成溶血问题（母亲与宝宝的血型不合），O型血型的母亲生A型血型或B型血型的宝宝比较容易发生，因为母亲体内有抗A、抗B的抗体，但专家强调，这不代表O型血型女性生的孩子一定会有问题。而蚕豆症的孩子由于红细胞酶素的缺乏，在某些状态下红细胞很容易被破坏，而造成溶血，或者本身先天细胞构造不良的宝宝也可能造成溶血性的黄疸。

2.肝脏代谢减少

新生儿的肝脏功能还没发育完全，胆红素经肝脏排泄出来，来不及代谢也会造成黄疸。如果宝宝因为感染造成肝脏功能有问题，或者肝、胆道有先天性异常也会导致黄疸升高。

3.混合型

红细胞破坏过多和肝脏代谢减少这两种原因均有，需要由医生来检查判断。

4.喂母乳造成

许多人会认为喂母乳与黄疸有关，其实并不尽然，专家认为要把其他造成黄疸的原因都排除，才能说是因为母乳造成的黄疸。由于出生前1个星期的黄疸，有可能是因为喂食不足导致脱水，这时如果指数小于200毫克/升就没有问题，一般不用终止母乳喂食，但如果超过200毫克/升，可以暂时停止喂母乳，用婴儿奶粉辅助喂养。如果在48小时之内黄疸得到改善再重新喂食母乳，胆红素可能会稍微回升，对新生儿不会有影响。母乳所产生的黄疸，大约会在1～3个月内完全消失。

2.新生儿黄疸的治疗

往往分娩完的产妇已经可以出院了，而新生儿却不能出院，必须要照光治疗，因为新生儿身体中来不及处理的胆红素，经过血液循环到达皮肤，通过照光，能让体内的胆红素转换成其他物质，使得体内不断堆积的胆红素找到另一个出口，黄疸的症状就能改善。

照光是为了降低胆红素的堆积，对肝功能并没有影响，等到新生儿的肝脏成熟后，能够自己处理胆红素时，才算达到正常状态。但是照光后仍无法改善的新生儿，必须以换血来治疗。如果黄疸是由于胆道闭锁形成的，就需要手术治疗。照光治疗的新生儿回家后，还要仔细观察有无任何黄疸的变化，只要持续不退，或又复发，一定要立即送医院继续治疗。

3.黄疸患儿的照顾

由于只要超过生理性黄疸的范围就是病理性黄疸，因此出院后对新生儿的观察非常重要。出院前，月嫂一定要先了解新生儿的皮肤黄到了身体哪个部位，回家后再观察有无任何变化。如果越来越黄或黄的部位越来越多，就一定有问题；如果黄的部位慢慢消退，就不必太担心了。黄疸新生儿居家照顾须知如下。

（1）仔细观察新生儿黄疸变化。黄疸是从头开始黄，从脚开始退，而眼睛是最早黄、最晚退的，所以，可以先观察眼睛。如果不知如何看，可以按压身体任何部位，只要按压的皮肤处呈现白色就没有关系，若呈现黄色就要注意了。

（2）观察新生儿日常生活。只要觉得新生儿看起来越来越黄，精神及胃口都不好，出现体温不稳、嗜睡、容易尖声哭闹等状况，都要去医院检查。

（3）注意新生儿大便的颜色。如果是肝脏、胆道出现问题，新生儿的大便会变白，但不是突然变白，而是颜色越来越淡，如果身体再突然发黄，就必须带到医院检查。这是因为在正常的情况下，肝脏处理好的胆红素会由胆管到肠道后排泄，粪便因此带有颜色，但当胆道闭锁，胆红素堆积在肝脏无法排出，则会造成肝脏受损。这时必须在新生儿出生两个月内就进行手术，使胆道畅通或造新的胆道。

（4）家里光线不要太暗。新生儿出院回家之后，尽量不要让家里太暗，窗帘不要拉得太严实，白天新生儿接近窗户旁边的自然光，电灯开不开都没关系，不会有什么影响。回家后继续给新生儿照自然光的原因是照光对治疗黄疸有帮助。但不要让新生儿直接晒到太阳，以免晒伤。

（5）勤喂母乳。如果证明是因为喂食不足所产生的黄疸，必须要让产妇勤喂新生儿。因为乳汁分泌是正常的生理反应，勤吸才会刺激分泌乳激素，分泌的乳汁才会越多。千万不要以为新生儿吃不够，就用水或糖水补充。

可以观察新生儿小便的次数，新生儿一天排尿6次以上，以及体重持续增加，就表示吃得足够。但还是要观察新生儿以后的情况变化，如果黄疸退后又升高就表明有问题，一定要及时去医院检查。

三、新生儿脐疝的预防与护理

脐疝俗称"气肚脐"，是新生儿和婴儿时期最常见的疾病之一。脐疝的发生，是由于新生儿的肚脐没有很好的闭合，导致肠子的一部分从新生儿肚脐的部位鼓出来而造成的。一般来说，早产儿由于身体发育机能弱，比其他足月生的新生儿更容易得脐疝。

绝大多数脐疝患儿不需任何治疗，随着月龄增大、啼哭减少、腹肌增强和脐环收小，在1岁左右自愈。只要留意新生儿是否有不明原因的哭闹，并及时观察脐部凸起处是否有异常即可，一旦发现有不正常的反应，月嫂需尽快带新生儿就医。

1.怎样判断新生儿是否有脐疝

（1）平时注意观察新生儿脐部。不需要每天按压脐部来观察肠子是否跑出，只要在平时注意观察就可以了，比如在给新生儿换尿布或新生儿睡觉时，顺便观察脐部外观即可。在新生儿比较放松、情绪比较平静时，脐部的小包会稍微下陷一些，就像吹饱的气球稍微放了一些气，表皮变得皱皱的，但是，当新生儿开始活动或哭闹时，脐部的小包又会变得较为饱满。

（2）判断新生儿哭闹原因。在新生儿哭闹的时候，首先应该安抚，并判断哭闹是否因为脐疝气所引起。虽然脐疝气算是良性症状，但是仍需留意观察脐疝气的情况。和腹股沟疝气不同的是，脐疝气多半会自行复原，而且几乎都不需要进行手术，但腹股沟疝气几乎都需要通过手术来改善症状。

（3）保持新生儿皮肤完整。在给新生儿穿衣服、换尿布时，并不需要刻意避开患有脐疝气的部位，只要注意做好护理工作，保持好新生儿皮肤的完整性即可。

贴心提示 ▶▶▶

如果是正常的脐疝气，在往下按压时，触感就像是戳一个充气没有充饱的气球，而且能很顺利地往下按压，中途不会遭遇任何阻力。

2.新生儿脐疝预防

乒乓球压迫疗法：取9～10厘米宽的松紧带，把两端缝合，形成圆圈，再取半个乒乓球，用布包好，缝在松紧带圈的中央，把制成的松紧带圈套在患儿的腰腹部，先将突出的脐疝内容物按回，将乒乓球凸面对准脐疝处，调整松紧带长度，使乒乓球的凸面对脐疝口产生一定的压力。疝环口在1.5厘米左右的，经1～2个月就能治愈。

3.新生儿脐疝时如何减少肠管疝出

对于脐疝儿，为了减少肠管疝出，促进疝愈合，应设法降低患儿腹压。如尽量减少患儿哭闹，预防和治疗婴儿喘、咳病症，防止患儿出现便秘等。也要采用束带胶布或绷带包扎等办法压迫疝环，阻止肠管疝出。但要注意预防脐部受压引起脐炎等并发症。

贴心提示 ▶▶▶

如果疝出的肿物变硬，有触痛，还纳受阻；病儿阵阵哭闹，常有呕吐，应及早带婴儿到医院就诊，以防被卡住的肠管发生绞窄性坏死。

4.新生儿脐疝护理

新生儿脐疝护理有两种方法，如图9-5所示。

方法一 ▷ 胶布粘贴法

别脐环偏小，小儿又爱哭闹，屡发脐疝嵌顿的新生儿，可试用"胶布粘贴法"，以加速脐孔闭合。粘贴胶布应为医用胶布，宽约5厘米，长度超过病儿腰围6～10厘米，一侧胶布端剪小像舌头样伸出（长约5厘米），另侧胶布中间开横口，以便让对侧舌头样胶布插入后粘贴。胶布经过的腰背部可内垫纱布，粘贴时必须使疝囊空虚或呈内陷状态。一般1～2周更换1次，可连续贴用3～6月。使用中注意保护皮肤，防止起泡糜烂。粘贴要领是：适度贴紧，每次粘贴均使脐现变小，以促使脐称愈合。为防止胶布滑脱，外面也可加弹性带（松紧带）。由于胶布粘贴有一定的难度和合并症，月嫂应先请教医务人员，学会后再护理新生儿

图9-5

方法二	弹性腹带法

弹性腹带法对新生儿尤为适用，可先选用，通常白天佩带，夜睡时松下，并经常调节松紧度，以起到既防止新生儿脐疝过分膨出，又保证新生儿儿饮食入量和腹部发育。弹性腹带操作较简便，月嫂完全能够胜任，而且也可以教新生儿的家长学习此法。有些家长沿用旧习，采用大铜钱或硬币以布带勒紧腹部，企图挡住脐疝膨出，既无疗效，还可能造成损伤，所以应弃之不用，月嫂应告知新生儿家长

图9-5　新生儿脐疝的护理方法

四、新生儿脐炎的预防与护理

新生儿脐炎是新生儿脐带结扎时污染所引起的一种炎症。其主要症状有：早期脐部有少量的黏液或脓性分泌物，脐部伤口未愈合。脐部周围红肿，严重的会形成脓肿、蜂窝组织炎，甚至败血症。

假如新生儿的脐带底部呈现红色或发硬，甚至有血水渗出，可能是肚脐炎，这种情况下病菌可能由脐带的血管逐渐蔓延，侵入新生儿的内脏，以致有生命危险，故必须从速就医。肚脐炎虽然罕见，但恶化起来尤其严重，所以月嫂应特别小心预防。

1.新生儿患脐炎的表现

新生儿脐带轻度发炎时，仅在脱落的创面有少量黏液或脓性分泌物，周围皮肤发红。如未得到及时有效的治疗，病情会迅速发展，出现脐部脓肿，并波及大部分腹壁，同时可伴有发热、哭闹、呕吐、拒食等表现。

新生儿脐带脱落后应认真观察创面，如见有液体分泌物流出，或有红肿表现，且咳嗽哭闹加重时，应怀疑脐部感染，要带孩子及时到医院检查。

2.新生儿脐炎的预防护理

（1）新生儿娩出后断脐时，必须严格无菌操作，并用消毒纱布包扎。

（2）保持新生儿脐部清洁与干燥，勤换尿布，防止尿液浸渍脐部。尿布不宜过长，避免尿湿后污染伤口。如雇主有条件月嫂可用消毒敷料覆盖保护脐部。

（3）脐部要保持干燥，应选择质地柔软的衣裤减少局部摩擦。

（4）新生儿脐带未脱落前，洗澡时只能擦浴，不能将新生儿放在水盆中，因为将脐带浸湿后会导致延期脱落且易致感染。

（5）新生儿脐带未脱落初期须保持局部清洁，月嫂每日要细致观察，发现有分泌物时及时处理，每日用酒精消毒脐根、脐窝及脐周一次，并敷以消毒纱布。

（6）新生儿脐带脱落后应认真观察创面，如见有液体分泌物流出，或有红肿表现，且咳嗽哭闹加重时，应怀疑脐部感染，要带新生儿及时到医院检查。

（7）脐带脱落后，如果脐窝处仍有分泌物时，可用1.5%碘酒涂脐窝处每日2次，脐周被碘酒涂着处可用75%酒精脱碘，以免妨碍观察周围皮肤颜色。

五、新生儿腹胀的护理

新生儿腹胀的症状为新生儿腹部充满气体，双腿上提，尖声哭喊。

1.腹胀发生时间

新生儿两周大时开始，到3个月大时才消失。发生疼痛多是在同一时间出现，一般为下午至晚上十点。

2.腹胀产生原因

一般小婴儿的肚子本来就比较大，看起来鼓鼓的，这是由于婴儿的腹壁肌肉尚未发育成熟，却要容纳和成人同样多的内脏器官造成的。在腹肌没有足够力量承担的情况下，腹部会显得比较突出，特别是被抱着的时候，腹部会显得突出、下垂。此外，婴儿的身体前后是呈圆形的，不像成人那样略呈扁平状，这也是让新生儿肚子看起来较大的原因之一。

除了上述新生儿的肚子本来看起来就比较大以外，造成新生儿真正腹胀的常见因素是新生儿比成人更容易胀气，胀气的原因主要包括下面几个方面。

（1）新生儿进食、吸吮得太急促而使腹中吸入了空气，尤其是当新生儿饿得太久才喂奶的时候。

（2）奶瓶的奶嘴孔大小不合适，造成空气通过奶嘴的缝隙进入新生儿体内。

（3）新生儿过度哭闹。

（4）新生儿吸入的奶水或其他食物，在肠内菌和其他消化酶的作用下发酵，产生大量的气体。

3.新生儿腹胀护理方法

（1）喂奶之后，月嫂可以轻拍新生儿背部来促进打嗝，使新生儿肠胃内的气体由食道排出。

（2）月嫂将双掌用力对搓，等掌心发热有烧灼感时，将右手或者左右手掌心按于新生儿腹部，以新生儿肚脐眼为中心顺时针按摩，按摩至新生儿要大便或排气为止。注意手法一定要轻柔。

（3）用棉花棒蘸凡士林后轻轻扩大新生儿肛门以助排气或排便，可减轻其腹胀。

六、新生儿腹泻的护理

1.新生儿腹泻原因

新生儿腹泻是指大便次数增多，粪便稀薄或水样，含脂肪或带脓血。腹泻是新生儿时期的常见病之一，分感染性腹泻和非感染性腹泻两大类。其发病病因如下。

（1）非感染性腹泻。由喂养方法不当、新生儿吸收不良、新生儿牛奶过敏等原因引起。

（2）感染性腹泻。由多种细菌、病毒、真菌及寄生虫引起，但以前两者为多见。该病主要表现如表9-2所示。

表9-2 感染性腹泻的表现

序号	类型	具体表现
1	轻型感染	轻型感染主要表现为一般消化道症状，新生儿腹泻一日数次至10次左右，大便为黄绿色稀便，可伴有低热、吃奶差、吐奶、轻度腹胀、精神稍萎靡、不安等。新生儿可能会出现轻度脱水及酸中毒
2	重型感染	重型感染表现为发病急剧，新生儿一日腹泻10次以上，为水样便，有时带黏液或血，可有明显发热或拒食、呕吐、腹胀、尿少、嗜睡、不安、四肢发凉、皮肤发花等。可于短时间内出现脱水、酸中毒及电解质紊乱

2.新生儿腹泻后的护理

新生儿腹泻后月嫂应做好以下几件事。

（1）千万不要禁食。不管是哪种病因引起的腹泻，新生儿的消化功能虽然降低了，但仍可消化吸收部分营养素，所以吃母乳的新生儿要继续哺喂，只要新生儿想吃，就可以喂。吃牛奶的新生儿每次奶量可以减少1/3左右，奶中稍加些水。如果减量后新生儿不够吃，可以添加含盐分的米汤，或辅喂胡萝卜水、新鲜蔬菜水，以补充无机盐和维生素。

（2）早期发现脱水，及时就医。当新生儿腹泻严重，伴有呕吐、发烧、口渴、口唇发干，尿少或无尿，眼窝下陷、前囟下陷，新生儿在短期内"消瘦"，皮肤"发蔫"，哭而无泪。这说明已经引起脱水了，应及时将新生儿送到医院治疗。

（3）及时补充液体。轻度脱水无呕吐者可口服补液，重症或呕吐剧烈者须静脉补充液体。

（4）注意观察大便。月嫂应仔细观察新生儿大便的性质、颜色、次数和大便量的多少，将新生儿大便异常部分留做标本以备化验，查找其腹泻的原因。

（5）做好臀部护理。月嫂应给新生儿勤换尿布，新生儿每次大便后应用温热水清洗臀部及会阴部，再在肛周及臀部涂护臀膏或油。随时保持其臀部皮肤的清洁和干燥。

（6）预防交叉感染。新生儿所用食具、衣物等须先消毒后清洗，奶具还应煮沸消毒后才能使用。

（7）合理喂养。提倡母乳喂养。月嫂应告知产妇，在哺乳前应先洗手，清洗乳头，同时要正确添加奶量，原则为由少到多，由稀到稠，循序渐进。

3.新生儿腹泻预防护理

（1）肠道内感染性腹泻的预防护理。新生儿肠道内感染性腹泻的预防护理如表9-3所示。

表9-3　新生儿肠道内感染性腹泻的预防护理

序号	护理方法	具体内容
1	母乳喂养	提倡母乳喂养，不但能帮助新生儿远离腹泻隐患，还能增强新生儿对各种病菌的抵抗力。但需注意的，母乳喂养的妈妈在喂奶前同样也要先清洗乳房，一般用温水洗净
2	严格消毒	牛奶和奶具，还有新生儿使用的衣物等，在使用前和使用后都必须严格消毒。具体的消毒方法在前文已作了详细的讲解，这里就省略不讲了
3	就医指征	如果发现新生儿患此类腹泻，必须在第一时间送医院接受治疗。在未送医院前，可先少量多次为新生儿补充煮沸过的糖盐水，防止脱水

 贴心提示 ▶▶▶

　　"糖盐水"的配制方法为：饮用水500毫升，加入白糖10克、食盐1.75克，煮沸待温热后服用。腹泻严重的新生儿，应在头4小时服完20～40毫升/千克体重，以后随时口服，能喝多少给多少。

　　（2）肠道外感染预防护理。新生儿肠道外感染的预防护理如表9-4所示。

表9-4　新生儿肠道外感染的预防护理

序号	护理方法	具体内容
1	及时治疗	如果新生儿不小心患上中耳炎、上呼吸道感染、肺炎、皮肤感染等急性传染病，应及时送医院治疗，以免引起腹泻并发
2	远离传染源	如果发现周围存在类似症状，就必须立即将其做隔离处理。从源头开始，避免新生儿接触这些致泻病毒
3	疫苗注射	疫苗注射也是帮助新生儿抵抗这些传染性病菌的好帮手。一定要遵照医生的嘱托，按时给新生儿注射疫苗
4	就医指征	新生儿如果发生此类腹泻，尽快送医院治疗才是最好的办法。但在此之前，可以先少量多次让新生儿服用煮沸过的糖盐水，补充流失水分

　　（3）非感染性腹泻护理。新生儿非感染性腹泻的护理如表9-5所示。

表9-5　新生儿非感染性腹泻的护理

序号	护理方法	具体内容
1	单一的饮食喂养	注意新生儿饮食的单一与稳定性。有条件的应推荐母乳喂养。如果新生儿喝配方奶，应让新生儿喝固定的品牌，不要随意更换，以免新生儿不适应

序号	护理方法	具体内容
2	提供中性温度	新生儿小肚子对温度的变化极其敏感，过高或过低都可能引起腹泻出生24小时后的足月新生儿，最适合的环境温度为31～34摄氏度；而体重小的未成熟新生儿，要求温度相对较高，为33～35摄氏度；出生4～7天后的足月新生儿需要的中性温度为31～32摄氏度，而未成熟新生儿需要的中性温度则为32～34摄氏度
3	稀释进食	无论是母乳还是其他奶类喂养，当新生儿发生腹泻时，都可用煮沸过的糖盐水掺入适当稀释奶质后再行喂养。一般多采取奶和糖盐水1：1的比例，并适当增加喂奶次数
4	服用营养米粉	给新生儿服用营养米粉治疗腹泻，既方便又奇效。但要注意米粉熬得不要太稠，也不要过稀。饮用的次数和用量，要与腹泻的次数成正比。腹泻好转后，仍需坚持饮用两三天米粉，补充体内损耗的水分和营养，使腹泻彻底痊愈
5	便后臀部护理	新生儿每次大便后月嫂都要记得给新生儿冲洗臀部，洗后在肛门周围和臀部涂上护臀霜、植物油或鞣酸软膏以防尿布疹的发生。使用布尿布的新生儿，尿布洗净后也应煮沸消毒

 贴心提示 ▶▶▶

如果必须为新生儿选择另一种品牌的奶粉，酒要注意换奶粉过程中，新生儿是否有不适的肠胃反应。如果有不适的情形，应立即停止更换。

七、新生儿发烧的护理

刚出生的新生儿发烧的原因有很多，除感染外，环境过热、失水均可引起发烧。可靠的判断依据是体温，当新生儿体温超过37摄氏度，并伴有面红、烦躁、呼吸急促、吃奶时口鼻出气热、手脚发烫等现象时表明是发烧。体温不超过38摄氏度时不要随便服药，应采用物理降温，具体方法如下。

（1）调整室温至22～24摄氏度。

（2）打开包被，解开新生儿衣服以散热。

（3）用温水给新生儿洗澡；给新生儿喂些温开水。

（4）当新生儿体温升至39摄氏度时，在新生儿头下枕一个冷水袋（非冰袋），并在其肚皮上放置温湿毛巾，用温水蘸湿新生儿前额、颈部、腋下、大腿根部等大血管走行处。

（5）若新生儿发烧严重即由感染引起的发烧应迅速带其到医院就诊，不要自行用药。

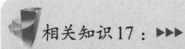
怎样保持新生儿正常体温

新生儿皮下脂肪少，排汗散热能力弱，身体对外界温度变化的调节能力差，所以新生儿的体温极不稳定。在过分保暖的情况下，新生儿体温可上升到40摄氏度，甚至引起抽风。在寒冷的冬季，如果保暖不好，新生儿体温就会下降，全身冰凉，甚至皮肤硬肿。因此，对新生儿应保持适当环境温度。外界环境要暖和，冬天室内温度最低保持在20～22摄氏度。夏天室内要通风，但要避免风直接吹到新生儿，也可以在地上洒水或放盆冷水吸热降温。不要将新生儿包得太紧，捂得太严。寒冬季节，室内要有取暖装置，如暖气、火炉、热炕等。如果室温不够，新生儿手脚冰凉时，可以在棉被下放热水袋。

八、新生儿便秘的护理

1.新生儿便秘的原因

（1）人工喂养。牛奶里含有较多的酪蛋白，而酪蛋白与钙易形成皂钙，皂钙不被人体吸收，随大便排出，容易引起便秘、腹胀。

（2）乳量不足。如果新生儿奶吃得少，或呕吐较多，或进食补液可引起新生儿暂时性的无大便。另外，新生儿的消化道肌层发育尚不完全，易引起便秘，还可同时伴有吐奶。只要新生儿体重不下降，呕吐和便秘的现象都是正常的。

（3）外科性疾病。可能的畸形包括肠道闭锁、肠狭窄、肠旋转不良、先天性巨结肠、先天性无肛、骶尾部脊柱裂、脊膜膨出等，这些疾病常伴有严重的呕吐和腹胀现象，需及时诊治。

2.如何帮助新生儿缓解便秘

帮助新生儿缓解便秘尽可能用母乳喂养，因为母乳喂养的新生儿发生便秘的可能性较小。如果发生便秘，可喂加糖的菜水或果汁等。

（1）添加辅食治疗新生儿便秘：可以让新生儿吃菜泥、水果、玉米粉、麦片等。

（2）适当地按摩新生儿腹部：按摩左下腹，如果触及条索状物，轻轻地由上而下按摩，可促使大便下行排出。

（3）适当地按摩新生儿肛门口，这能引起新生儿生理反射，促进其排便。

（4）适当地让新生儿活动，促进大便下移，引起排便。

（5）人工通便：用石蜡油、开塞露、小的肥皂条等给新生儿通便，同时训练可促使大便下行排出（仅限于新生儿便秘严重时使用）。

（6）对于顽固性便秘的新生儿，应及时到医院就诊，做个腹部X线平片和纤维结肠镜检查，请专科医生寻找病因，以排除先天性肠畸形的可能。

新生儿几天不大便不一定是便秘，判断新生儿是否便秘的方法是观察大便性状，如果性状正常，几天不大便也属正常。有的婴儿经常2～3天或4～5天才排便一次，但粪便并不干结，仍呈软便或糊状便，排便时要用力屏气，脸涨得红红的好似排便困难，这其实并不属于便秘。

九、新生儿咳嗽的护理

新生儿咳嗽是为了排出呼吸道分泌物或其他异物而做出的一种机体防御反射动作。也就是说，咳嗽是新生儿的一种保护性生理现象。但是如果咳得过于剧烈，影响到饮食、睡眠和休息，就要去医院检查了。

一定要鉴别咳嗽是何种原因引起的，再对症处理。月嫂绝不可一听到新生儿咳嗽就认为是感冒、肺炎，而盲目治疗。如果新生儿咳嗽，不发烧，也没痰，则要做好以下护理工作。

（1）避免新生儿着凉，并保证给新生儿创造一个无烟、无其他刺激性气味的环境。

（2）天气干燥时，保持室内空气的湿度在40%左右，保持室内清洁，减少浮尘的刺激。

（3）在新生儿咳嗽时，月嫂可以让新生儿俯卧在自己的膝上，轻拍其背部，促进新生儿痰液排出。如果新生儿干咳，可以给新生儿喂温热的水，湿润咽部。

（4）新生儿睡觉时，枕部褥垫下放一枕头，防止痰液堵在喉部。

（5）喂奶后还要将新生儿立起，轻拍背部，使其打嗝，减少咳嗽时的呛奶。新生儿呛奶时，不要慌张，使新生儿侧身，及时清除新生儿口、鼻中的奶液或奶块，保持呼吸道通畅，避免将奶液吸入呼吸道。

十、新生儿肺炎的护理

新生儿肺炎是一种常见病、多发病，往往发病较急、病情较重。因此月嫂一定要特别注意肺炎早期症状，做到尽量防止新生儿肺炎加重。这些月嫂也要仔细告知新生儿家长。

1.新生儿肺炎的病因

新生儿在出生过程中吸进了羊水，或者受凉、喂养不当、呛了奶汁等都可引发肺炎，还有的是因患上呼吸道感染、高烧等疾病诱发了肺炎，尤其是在冬、春季节。

2.新生儿肺炎的症状

新生儿肺炎常见的早期症状：新生儿高烧、咳嗽、喘、流鼻涕、精神不振、哭声低微及呼吸表浅、急促或不规则。严重者可因呼吸困难而嘴唇发紫、鼻翼翕动等。

3.新生儿肺炎的护理措施

新生儿得了肺炎，应当及时到医院治疗，病情严重的应当住院，若不住院，在家中治疗的关键是要加强对新生儿的护理。月嫂在护理时需要注意如图9-6所示的几个方面。

措施一 ＞ 保持安静、舒适的环境

> 室内应该阳光充足、空气新鲜。一个安静、舒适的环境，能使患儿更好地休息和睡眠，有利于病情的好转。患儿住的房间要通风、清洁。在清扫时，要湿抹湿扫，防止尘土飞扬，以免刺激发炎的呼吸道而加重咳嗽。为保持空气新鲜，每天要开窗通风换气2～3次，每次20～30分钟，室内的温度要保持在18～20摄氏度，湿度为55%～65%，如空气干燥，可在炉子上放一只不加盖的水壶，增加室内湿度，以免新生儿口干舌燥

措施二 ＞ 摄入足够的饮食

> 新生儿在患病期间要摄入足够的水分和高热量、高维生素、易于消化的食品。新生儿时期的最好食品是乳制品，此时切不可断奶，如果新生儿憋得太厉害，吸奶困难，可把奶挤出来，用小勺慢慢地喂。人工喂养的新生儿，可在牛奶中适当加些米汤

措施三 ＞ 注意保暖

> 冬、春季气温较低，特别要注意保暖，但应适度，发热时要松解衣被，以免散热困难，引起新生儿高热惊厥或出汗过度

图9-6 新生儿肺炎的护理措施

💬 十一、新生儿呛奶的预防与抢救

新生儿吐奶时，由于会厌活塞盖运动失灵，没有把气管口盖严，奶汁误入了气管，叫做"呛奶"。新生儿不能把呛入呼吸道的奶咯出，这便导致气道机械性阻塞而发生严重呼吸困难缺氧，即称为"呛奶窒息"。

1.新生儿呛奶窒息的危害

呛奶窒息的新生儿可出现颜面青紫、全身抽动、呼吸不规则，吐出奶液或泡沫、鲜血、黑水等。新生儿的大脑细胞对氧气十分敏感，如抢救不及时极易造成新生儿猝死。

2.新生儿呛奶窒息预防

新生儿呛奶窒息的预防措施如表9-6所示。

表9-6 新生儿呛奶窒息的预防措施

序号	预防措施	具体说明
1	喂奶时机适当	不在新生儿哭泣或欢笑时喂奶；不要等新生儿已经很饿时才喂，新生儿吃得太急容易呛；新生儿吃饱了不可勉强再喂，强迫喂奶容易发生意外
2	姿势体位正确	母乳喂养新生儿应斜躺在妈妈怀里（上半身成30～45度），不要躺在床上喂奶。人工喂养新生儿吃奶时更不能平躺，应取斜坡位，奶瓶底高于奶嘴，防止新生儿吸入空气
3	控制速度	产妇泌乳过快奶水量多时，用手指轻压乳晕，减缓奶水的流出。人工喂乳的奶嘴孔不可太大，倒过来时奶水应成滴流出而不是成线流出
4	注意观察	产妇的乳房不可堵住新生儿鼻孔，一定要边喂奶边观察婴儿脸色表情，若新生儿的嘴角溢出奶水或口鼻周围变色发青，应立即停止喂奶。对发生过呛咳的婴儿、早产儿，更应严密观察，月嫂应指导产妇喂哺
5	排出胃内气体	喂完奶后，将新生儿直立抱在肩头，轻拍新生儿的背部帮助其排出胃内气体，最好听到打嗝后，再将新生儿放在床上。床头宜高15度，让新生儿右侧卧30分钟后再平卧，不可让新生儿趴着睡，避免新生儿猝死

3.新生儿呛奶的紧急救护

新生儿呛奶严重时会导致窒息，新生儿完全不能呼吸，这时几乎没有入院急救的机会，月嫂应争分夺秒立即抢救。具体抢救方法如图9-7所示。

方法一 ▷ 新生儿体位引流

如果新生儿饱腹呕吐发生窒息，应将平躺新生儿脸侧向一边或侧卧，以免吐奶流入咽喉及气管；如果新生儿吃奶之初咽奶过急发生呛奶窒息(胃内空虚)，应将其俯卧在抢救者腿上，上身前倾45～60度，利于气管内的奶倒空引流出来

方法二 ▷ 清除新生儿口咽异物

如果有自动吸乳器，应立即启动，将软管插入新生儿口腔咽部，将溢出的奶汁、呕吐物吸出；没有抽吸装置，可用手指缠纱布伸入新生儿口腔，直至咽部，将溢出的奶汁吸除，避免新生儿吸气时再次将吐出的奶汁吸入气管

方法三 ▷ 刺激新生儿哭叫咳嗽

用力拍打新生儿背部或揪掐刺激脚底，让其感到疼痛而哭叫或咳嗽，有利于新生儿将气管内的奶咳出，缓解呼吸

方法四 ▷ 辅助新生儿呼气

辅助新生儿呼气重点是呼气，要带有喷射力量。方法是月嫂用双手拢在患儿上腹部，冲击性向上挤压，使其腹压增高，借助膈肌抬高和胸廓缩小的冲击力，使新生儿气道呛奶部分喷出；待手放松时，患儿可回吸部分氧气，月嫂反复进行这系列动作使新生儿窒息缓解

图9-7 新生儿呛奶的紧急救护方法

十二、鹅口疮的护理

新生儿或久病体弱的新生儿，口腔、舌面布满白屑，状如鹅口，即鹅口疮，俗称"雪口"。新生儿口腔嫩薄，不耐邪热熏灼，所以容易发生鹅口疮。因此，月嫂应注意新生儿口腔的清洁，指导产妇喂服新生儿，加强个人卫生。

1.患鹅口疮新生儿的特征

该病初起时，在口腔舌上或两颊内侧出现白屑，渐次蔓延至牙龈、口唇、软硬腭等处。白屑周围绕有微赤色的红晕，互相粘连，状如凝固的乳块，擦去随时生起，不易清除。

2.新生儿鹅口疮护理措施

新生儿鹅口疮护理措施如图9-8所示。

措施一 > 注意新生儿口腔的清洁，指导喂服，加强个人卫生

喂乳前后月嫂要用热湿毛巾将产妇乳头擦洗干净，喂乳后再给新生儿喂服少量温开水。提醒乳母饮食要清淡，忌辛辣、酒类刺激性食品。一次喂乳不宜过饱，便秘的新生儿月嫂可喂服青菜汤。新生儿奶瓶、奶头、餐具应经常清洁消毒

措施二 > 观察新生儿口腔黏膜及舌面白屑的增减及吮乳情况

若见新生儿烦躁、口臭、流涎、便秘，吮乳时啼哭，吞咽、呼吸困难时，应及时将新生儿送往医院处理。若新生儿发热，月嫂则应定时测量新生儿体温，给予其物理降温，并喂服新生儿淡盐水或温开水。有口臭或便秘的新生儿，月嫂要在医生指导下用大黄粉1克，开水泡后喂服。中药汤剂宜采用少量多次温服

措施三 > 局部治疗

疮面用绿袍散化水，以棉签蘸液擦患处，再用冰硼散加麻油调匀，涂新生儿口腔患处，每日3～5次

图9-8　新生儿鹅口疮护理措施

十三、新生儿脓疱疮的预防与护理

1.新生儿脓疱疮的病因

新生儿脓疱疮为新生儿常见的，主要以金黄色葡萄球菌感染引起的，一种以皮肤大疱为主要表现的急性传染性化脓性皮肤病，发病急剧，传染性强，必须特别重视。新生儿皮肤娇嫩，抵御细菌的能力弱，特别是皮肤皱褶处，容易破损以致细菌侵入，而发生脓疱疮。

2.新生儿脓疱疮的预防

新生儿脓疱疮的预防方法如下。

（1）保持新生儿皮肤清洁，每天洗澡，炎热天气可以每天洗2～3次。保持新生儿皮肤清洁，新生儿贴身内衣勤换，衣着要适宜，不要让新生儿出汗过多。

（2）保护新生儿的皮肤不受损伤，衣服、尿布和被褥要柔软。护理新生儿时动作要轻，勤给婴儿剪指甲，以免抓伤表皮。

（3）避免与有皮肤感染病的人接触，护理新生儿前要认真洗手。

在给新生儿洗澡的时候，注意新生儿的颈部皱褶处、腋下、大腿根部皱褶处、腹部等部位。脓疱疮初期为小米粒大小的疱疹，内有黄色液体。如果不注意处理，发展很快，疱疹增大呈黄豆大小，疱疹破溃流出黄水，可以发生更多的感染，出现更多的脓疱疮。因此在给新生儿洗澡时应该注意观察其皮肤，特别是上述皮肤皱褶处，以便早发现早处理。

 贴心提示 ▶▶▶

　　新生儿脓疱疮感染速度较快，如果不能制止其蔓延，即可造成细菌入血引起败血症，甚至危及生命，因此一旦不能控制其蔓延，应该及时带新生儿到医院就诊。

3.新生儿脓疱疮的护理

新生儿每天洗澡后用75%酒精消毒棉将其脓疱擦破，再换用干净消毒棉棒擦净局部。天热时由于汗液容易污染皮肤，增加感染机会，因此可以每天数次洗澡，每一次都如上述方法处理脓疱。

 贴心提示 ▶▶▶

　　由于脓疱疮内的脓液流出后很容易传染到其他部位，因此在处理脓疱疮时应该特别注意二次感染的问题。

十四、新生儿败血症的预防与护理

新生儿败血症是由病菌侵入血液循环中并大量繁殖的一种严重疾病。感染的途径分为在子宫内感染、分娩时感染和出生后感染。被病菌污染的羊水也可以使胎儿感染，引起败血症。若新生儿一旦得了败血症而没有得到及时治疗处理，其死亡率高达40%左右。

1.新生儿患败血症的信号

新生儿患败血症的信号如表9-7所示。

表9-7　新生儿患败血症的信号

序号	信号特征	具体表现
1	吃奶减少，吸吮无力	新生儿吃奶明显减少，似乎不知饥饿，吮乳时间短且无力，吃奶时易呛奶
2	哭声低微如"猫叫"	患败血症的新生儿常不哭闹，或只哭几声就不哭了，而且哭声低微
3	体温不升，手足发凉	新生儿患败血症时，不是体温高，而是体温低，测体温时在35.5摄氏度以下，婴儿手足发凉
4	全身软弱，四肢少动	健康的新生儿一般屈肌张力高，四肢屈曲或不停地活动，小手会紧紧抓住大人的手指；而患败血症的婴儿四肢及全身软弱，拉他的上肢也无明显的屈曲反应，松手后他的上肢会自然坠落下来，手也不会抓紧大人的手指，而且四肢很少活动
5	反应低下，昏昏欲睡	健康的新生儿在受到刺激时可做出适当反应，如惊醒、注视、微笑等；而患败血症的婴儿则表现为反应能力低下，精神萎靡或昏昏欲睡
6	黄疸不退或退而复现	正常生理性黄疸应该逐步消退，新生儿患败血症时生理性黄疸持续不消退，反而加剧，或黄疸消退后又出现黄疸
7	体重不增	健康的新生儿出生后有生理性体重下降，但下降的时间在生后3～4天最明显，下降的幅度不超过出生体重的10%，以后逐渐恢复，在出生后7～10天恢复到出生体重，以后每天体重增加约50克，满月时体重增长在750克以上。而患败血症的新生儿生理性体重下降超过正常范围，在体重增长期体重不增加

贴心提示 ▶▶▶

以上症状并非同时出现，有1～2种症状出现时就要引起足够重视，不能轻易放过。

2.新生儿败血症的护理

（1）维持体温稳定患儿体温易波动，除感染因素外，易受环境因素影响，当体温偏低或体温不升时，及时予保暖措施；当体温过高时，予物理降温及多喂水。

（2）接触患儿前洗手，保持新生儿皮肤清洁卫生及脐部护理等。

十五、新生儿捂热综合征的预防与护理

捂热综合征是新生儿及小婴儿的一种意外紧急情况，也称闷热综合征、蒙被综合征、蒙被缺氧综合征。捂热综合征大多发生于深秋和冬季。捂热综合征的发

病率，未满月的新生儿约占一半，其余多为1～6个月小婴儿。

1.新生儿捂热综合征产生原因

引发新生儿捂热综合征多见的几种情况是：睡觉时怕新生儿被冻着，衣服被褙一层又一层地紧裹；和新生儿同盖一条被子，当母亲熟睡后新生儿头面部全被置于被子下面，口鼻亦被捂盖；外出乘车途中，包裹过紧、过厚、过暖等。

2.新生儿捂热综合征预防措施

新生儿捂热综合征是完全可以预防的，现介绍几种预防方法。

（1）夜间不要给新生儿盖被太多太厚，更不能使其蒙被睡觉。

（2）带新生儿外出时，包裹要露出缝隙。

（3）叮嘱乳母不应紧拥新生儿，也不要边喂奶边睡觉。

（4）新生儿伤风感冒时，千万不要捂汗，尤其不可蒙头捂汗。新生儿最好睡自己的小床，即便与大人同睡一床，也应避免与大人同盖一条被子。

3.新生儿捂热综合征护理要点

（1）应该首先去除捂热的原因，撤离高温的环境，让新生儿尽快呼吸到新鲜的空气，并尽快把新生儿送到医院救治。

（2）新生儿体温较高时要迅速降温。最好采用物理降温法，如用冰垫、温水擦浴等，不要用发汗药，以免出汗过多导致虚脱。

温水擦浴的具体步骤如图9-9所示。

步骤一	脱掉患儿的衣服，盖上一条浴巾，将3～4块纱布或毛巾浸入34～37摄氏度的温水中，轻轻拧一下水后，放在患儿的两侧腋窝及大腿根部，每隔数分钟重新浸湿纱布一次
步骤二	用另一条湿毛巾轻轻地、反复擦拭身体的暴露部位，上肢由颈部到手掌，下肢由大腿根至足部，这样可促使体表皮肤的血管扩张散热，达到降温的效果，一般每次进行20～30分钟。注意切勿在这时用发汗药物，以免新生儿因出汗过多而加重虚脱

图9-9　温水擦浴的具体步骤

以上这些都是新生儿常见的疾病，月嫂在护理新生儿的过程中一定要仔细观察小心留意，做到早预防早治疗。同时也要告知新生儿家长这些疾病的基本护理方法，做到和家长一起护理好新生儿，保证新生儿健康地成长。

 月嫂日记

我护理的新生儿黄疸退了

有段时间，我护理了一个产妇，当时产妇生孩子13天，我发现产妇的情绪非常低落，我一看孩子不禁大吃一惊，新生儿两个眼睛有眼屎，黄疸非常厉害。

我就问孩子的黄疸的治疗情况，产妇说她生孩子是自然生的，出院出的早，第一个月嫂看孩子的黄疸越来越厉害，就让她买的治黄疸的药，产妇说她不想让孩子吃药，就从医院买的葡萄糖水让孩子喝，但是没有什么效果。

我说："你们直接喂的葡萄糖水吧！"产妇说"是"。我说直接喂原液小孩不吸收，因为特别甜，小孩喝了难受。要用水稀释以后再喝。同时我也知道这个小宝宝光喝葡萄糖水、白糖水是不行的，必须要光照。因为她家是东西走向的房，产妇的房在东面，根本没有阳光，我就把孩子抱在客厅里晒太阳。刚开始15分钟，以后20分钟。在抱孩子的时候，产妇也出来晒太阳。我再嘱咐家人把产妇房间的窗户打开，通风换气。这对孩子的黄疸也好。再就是让产妇吃水果、蔬菜，给产妇做营养粥吃。

这个产妇特别爱吃水果、蔬菜，除了我经常给产妇苹果、梨煮水吃，香蕉、桃热水泡着吃，吃榴莲的时候我是把弄好的一块榴莲（用碗封闭好、免得跑味）用微波炉热30秒（时间越短越好），还有樱桃、草莓就是用温水泡，水太热泡了以后酸。但是我是不提倡产妇吃草莓、樱桃的，怕对产妇的牙齿不好。

新生儿在我的细心护理和产妇的配合下，黄疸退了，发育的特别好。

第九章　新生儿常见疾病护理

第十章

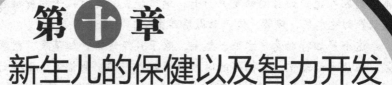

新生儿的保健以及智力开发

学习目标

1.了解新生儿预防接种的知识，掌握新生儿接种的时间、反应、注意事项等。

2.了解新生儿抚触的好处，掌握新生儿抚触的方法和指导方法。

3.了解新生儿游泳的好处，掌握正确的新生儿游泳护理方法和注意事项。

4.了解新生儿五官训练的内容，掌握新生儿五官训练的方法和指导方法。

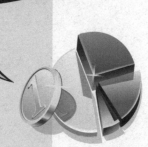

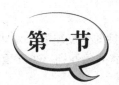 **第一节** **新生儿的预防接种**

新生儿一出生就要接种的疫苗有两种，一是卡介苗，二是乙型肝炎疫苗。月嫂需要了解新生儿接种这两种疫苗的相关知识，以便更好的护理新生儿。

一、卡介苗的认识

卡介苗是每一个健康的新生儿必须接种的疫苗，接种卡介苗可预防结核病。患有开放性肺结核的病人咳嗽或打喷嚏时，可以将结核杆菌散布到空气中，新儿的抵抗力较弱，若受到了结核菌的感染，容易发生急性结核病，如结核性脑炎，因此，每一个新生儿都要接种卡介苗。

1.卡介苗的接种时间
一般在新生儿出生后24小时内进行卡介苗的接种。

2.接种部位
在新生儿的左上臂三角肌中部进行皮内注射。

3.卡介苗的接种反应及注意事项
（1）新生儿卡介苗接种后2～3天仅可见在接种部位有小红点，防止新生儿用手去触摸，要保持局部清洁，避免其他细菌感染。月嫂在给新生儿洗澡时应避免弄湿注射部位的皮肤。

（2）新生儿卡介苗接种后2～3周，接种处局部会呈现红色小结节，以后逐渐长大，稍有痛痒。

（3）新生儿卡介苗接种后3～4周，接种处皮肤会出现黄豆大小、暗红色突起，中间有硬块，随后，硬块中央部分软化、形成小脓包后自行破溃，形成溃疡。如果接种部位发生严重感染，请医生检查和处理。

（4）最后经过2～3个月痂皮脱落，形成一颗永久性的略凹陷的圆形疤痕。这是接种卡介苗的正常现象。

 贴心提示 ▶▶▶

接种卡介苗后，接种疫苗的医护人员都会在新生儿的接种卡上做记录，如果接种证上没有记录，应及时向新生儿出生的医院进行询问，以便在可以接种时，及时进行补种。在新生儿满3个月时，还要进行复查，了解卡介苗接种后是否有效。

第十章 新生儿的保健以及智力开发

4.卡介苗的接种禁忌

如果新生儿出生体重不足2.5千克、有先天性的免疫缺陷、为早产儿、体温高于37.5摄氏度、出生时有严重窒息、在各种疾病的急性期、患严重湿疹等均不应接种疫苗。

二、乙型肝炎疫苗

乙型肝炎在我国的发病率很高，如果孕妇患有高传染性乙型肝炎，那么婴儿出生后患病的可能性达到90%，所以让新生儿接种乙肝疫苗是非常必要的。

1.乙型肝炎疫苗的接种时间

新生儿出生后24小时内接种第一针，满月后接种第二针，满6个月时接种第三针。

2.乙型肝炎疫苗的接种部位

在新生儿上臂三角肌进行肌肉注射。

3.乙型肝炎疫苗接种反应及注意事项

接种后局部有可能会发生红肿、疼痛；少数伴有轻度发烧、不安、食欲减退的症状，这些症状大多在2～3天内自动消失。

4.乙型肝炎疫苗的接种禁忌

出生体重不满2.5千克、处在疾病的急性期或过敏体质的新生儿都不应接种乙型肝炎疫苗。

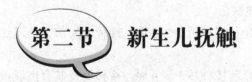

第二节 新生儿抚触

新生儿抚触是通过抚触者的双手对新生儿的皮肤进行有次序的、有手法技巧的科学抚摸，让大量温和的良好刺激通过皮肤传到中枢神经系统，以产生积极的生理效应。每天给新生儿进行科学和系统的抚触，可以非常有效地促进新生儿的生理和情感发育，并改善新生儿睡眠状况，提高机体的免疫力。

一、新生儿抚触前的准备

1.工具的准备

在给新生儿做抚触前，应准备好以下工具。

婴儿抚触油、洁净尿裤、大浴巾；选择一个柔软平坦的台子或床。

2.自身的准备

清洗双手，摘除手表、戒指等饰物；涂抹润肤油，双手对掌摩擦均匀。

二、新生儿的抚触方法

1.新生儿的抚触顺序

新生儿抚触的顺序如图10-1所示。

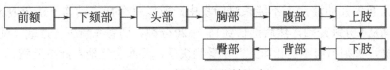

图10-1 新生儿的抚触顺序

2.新生儿抚触的操作方法

新生儿抚触的操作方法如表10-1所示。

表10-1 新生儿抚触的操作方法

序号	抚触部位	操作方法
1	头部	两手食指、中指、无名指指腹从新生儿前额发际抚向脑后,最后停在新生儿耳后
2	额部	两手拇指指腹由新生儿前额中央向两侧推
3	下颏部	两手拇指腹从新生儿下颏中央向两侧斜上方滑动
4	胸部	双手食指、中指指腹分别由新生儿胸部外下方向内侧上方交叉抚触
5	腹部	两手食指、中指指腹依次按顺时针方向从新生儿右下腹经右上腹、左上腹抚触至左下腹,避开新生儿脐部
6	四肢	双手握住新生儿上臂,交替从近端向远端滑行达腕部,然后再重复,滑行过程中节段性用力,挤捏新生儿肢体肌肉,再从近至远进行抚触新生儿手掌、手背,再抚触新生儿每个手指;用同样方法抚触新生儿下肢
7	背部	令新生儿俯卧位,双手食指、中指、无名指指腹以脊柱为中心,向外侧滑行,从上到下抚触;然后从上到下抚触脊柱两侧
8	臀部	双手食指、中指、无名指指腹从新生儿臀部中央向外侧作环行滑动。抚触时将适量润肤油倒入掌心,然后轻轻地在新生儿的肌肤上滑动,开始动作轻,逐渐稍加压力,边抚触边与新生儿进行感情交流,语言要柔和。抚触时注意避开新生儿的乳腺及脐部

因新生儿的注意力不能长时间集中,所以每个抚触动作不能重复太多次,以4～6次为宜,总时间约为15分钟;抚触过程中要密切观察新生儿的反应,若出现哭闹、肌张力提高、肤色发生变化应暂停。

三、新生儿抚触的基本规则

在进行抚触之前,先要把新生儿抚触应遵循的规则弄清,才能放心、开心地和新生儿一起享受抚触的快乐。

1.新生儿做抚触的最佳时段

为新生儿做抚触的最佳时段在两次喂奶之间，这时新生儿的情绪稳定，没有哭闹和身体不适的时候。

2.新生儿做抚触的最佳时间

因为新生儿的注意力不能长时间集中，所以每个抚摸动作不能重复太多次，抚触时间从5分钟开始，然后延长到15～20分钟。切忌在新生儿过饱、过饿、疲劳时抚触，否则不但不能让新生儿享受到快乐，反而会让他对此很反感。

四、新生儿抚触的注意事项

1.室温要恰当

室温最好在25～28摄氏度之间，因为室内太冷使新生儿不但容易感冒，还会容易紧张。

2.按摩操作高度要适中

可以在桌面、床上或地板上按摩，注意要调好高度，以免按摩之后，使月嫂腰痛。

3.要铺毛巾

给新生儿按摩时，要在桌上或床上先铺上柔软的毛巾，再让新生儿躺下。特别提醒月嫂，要在毛巾下再铺一层防水垫，以免按摩途中新生儿突然大小便。

4.注意新生儿的情绪

在按摩时一定要注意新生儿的表情和情绪，如果新生儿感觉很舒服，按摩时间不作限制，但如果新生儿看起来不舒服，就要立即停止按摩。新生儿按摩最佳时机是当新生儿眼睛看起来又亮又有神，逗弄会笑的时候。建议可以边按摩边新生儿玩，且放些轻柔的音乐以稳定新生儿的情绪，按摩的环境尽量安静，才不会分散新生儿的注意力。

5.光线不要直射新生儿眼部

按摩环境的光线不要太亮，且尽量不要直射新生儿眼部，最好是用反射光线，这样会让新生儿有安全感。

6.力度要根据新生儿的感受随时调整

给新生儿做抚触时，手法的力度要根据新生儿的感受进行调整。通常的标准是：做完之后如果发现新生儿的皮肤微微发红，则表示力度正好；如果新生儿的皮肤不变颜色，则说明力度不够；如果只做了几下，皮肤就变红了，说明力量太大。另外随着新生儿年龄的增大，力度也应相应地增加。

7.记住新生儿各部位安全点

新生儿各部位安全点注意事项如表10-2所示。

表10-2 新生儿各部位安全点注意事项

序号	部位	注意事项
1	头部	双手捧起新生儿头部时，要注意新生儿脊柱和颈部的安全。另外，千万不要把润肤油滴到新生儿眼睛里
2	腹部	抚触的时候要按照顺时针的方向按摩，有利于新生儿胃肠消化。新生儿的脐带还未脱落时，抚触一定要小心，最好不要碰到它
3	关节处	关节是新生儿最容易感到疼痛的地方，所以要自如地转动新生儿的手腕、肘部和肩部的关节。不要在新生儿关节部位施加压力

8.不必循规蹈矩

在给新生儿做抚触时，不一定非要按照从头到脚、从左到右的顺序，每个动作一一做到。因为新生儿是不会被这些规矩左右的，有的新生儿就喜欢别人抚摸他的小肚子，而有的新生儿则喜欢动动小手，动动小脚。所以，抚触应该根据新生儿的喜好来安排，可以打乱抚触的顺序，或根据具体情况自创几个新生儿喜欢的动作。

9.新生儿情绪不好时，结束抚触

如果新生儿哭了，抚触就要停止。先查找原因，看是不是尿布湿了，是不是饿了，是不是想睡觉了，或者是哪里不舒服了，如果不是这些客观原因，就是新生儿并不喜欢抚触。因为每个新生儿的个性都是不同的，当他不愿意接受抚触时，最好进行一些其他的活动，比如听一段优美的音乐，或是做一个轻松的游戏，同样可以达到抚触的效果。

贴心提示 ▶▶▶

按摩时不要引起新生儿颈部的不适。同时，定时让新生儿的脸侧向不同的方向。否则，老是朝一个方向对新生儿大脑的神经中枢发育不利。

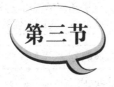

第三节 新生儿的智力开发

一、新生儿游泳

1.什么是婴儿游泳

婴儿尤其是新生儿阶段游泳是指在专业护理人员或经过婴儿游泳培训的家长

看护和"婴贝"（注：婴儿游泳专用保护圈）的保护下，让婴儿在水中进行泳疗健身的一项人之初健康保健活动。

婴儿游泳是一种全新的婴儿健康保健新概念，和儿童游泳、成人游泳有着本质的区别，婴儿游泳既不是学游泳的姿势，也不是比游泳的速度。儿童大脑的发育大约在3岁之前完成，这一时期，语言、运动、音乐、亲情、环境等外界的刺激对婴儿大脑的发育尤为重要，婴儿游泳能有效地促进脑细胞的发育，为婴儿未来的智商、情商的提高打下良好的基础。婴儿游泳对消化系统、呼吸系统、循环系统都有着良好的影响。坚持一段时间游泳的婴儿和不进行游泳的同年龄婴儿相比，前者更加健康、活泼。

2.新生儿游泳的益处

健康新生儿天生就不怕水，新生儿出生后不久就可以在温水中玩耍，他们把这种嬉戏当作在母亲子宫内羊水中生活的继续，由于是在自己熟悉的环境中活动，所以他们一点也不害怕。婴幼儿时期是一生中生长发育最旺盛的时期，利用这一黄金时期开展游泳活动，对新生儿的身心发育是大有好处的。新生儿游泳的益处如图10-2所示。

益处一	游泳能促进神经系统发育，新生儿会更聪明。皮肤覆盖全身，对水的刺激最为敏感，外界的刺激越频繁、越强烈，脑神经细胞发育的速度越快。同时，游泳这一复杂动作是在大脑支配下完成的，在水里调适各种身体器官，水中全身性的运动可以促进新生儿大脑对外界环境的反应能力
益处二	新生儿经常游泳可使心肌发达，新陈代谢旺盛，心跳比同龄婴儿慢且有力，这就为承担更大的体力负荷准备了条件
益处三	游泳是全身性运动，新生儿在水中自由活动四肢，有利于骨骼系统的灵活性和身体的柔韧性，使肌肉更强健
益处四	新生儿经常游泳，呼吸系统的功能也得到了提高，水对胸廓的压力使新生儿的肺活量增加，对胸廓的发育有良好的作用
益处五	新生儿游泳能促进肠蠕动及消化吸收，促进胎便早排出，减少黄疸的形成；促进新生儿正常睡眠节律的建立，减少不良睡眠习惯的形成
益处六	经常游泳还可以提高新生儿的耐寒和抗病能力

图10-2　新生儿游泳的益处

3.新生儿与生俱有的游泳本领

游泳自胎内开始，是新生儿与生俱有的无条件反射。胎儿在孕妇子宫内生长、成熟，胎儿在其中活动的情形同鱼儿在水中游泳有几分相似。

胎儿的房子——子宫的羊膜腔内充满了液体，医学上称其为羊水。羊水的水分占98%～99%，其余1%～2%的物质中有一半为有机物，一半为无机物。胎儿以类似失重的状态漂浮在羊水的环境中，其躯体和四肢有自由的活动范围，能很舒畅地保持关节的灵活性。这使胎儿在子宫中不由自主地划游，游泳的能力与生俱有。

妊娠12周（3个月）时的胎儿就能在羊水中进行类似游泳样的活动，能吸吮、吞咽周围的液体，还可进行少量排尿。妊娠到20周末时，胎儿已能相当熟练地吸吮手指。妊娠到32周末时，胎儿会用游泳的方式表达情感。例如，当子宫收缩或子宫受到外界压迫时，胎儿会猛踢子宫壁进行抵抗。足月的胎儿每24小时，可吞咽羊水450～500毫升或更多。

以上这种胎儿在胎内就具备的自动咽水和在水中划动游泳的无条件反射能力将一直保持至出生后3个月都不会消失。所以说新生儿天生就会游泳。

4.新生儿学游泳的理想年龄

婴儿开始学游泳最理想的时机是出生后3个月内。3个月内的新生儿游泳"无条件反射"能力未消失，对于他们来说游泳只是继续子宫内的活动，是很容易的事，如果3个月以后再开始学游泳，婴儿游泳"无条件反射"能力消失了，再进行游泳训练就会困难些。

新生儿出生36小时就可以开始游泳，但提倡健康新生儿开始游泳的最佳时间是出生后第8天。

二、新生儿游泳对水的要求

1.新生儿游泳的水温要求

由于新生儿的体温调节中枢还未成熟，其产热和散热功能均比年长儿差，所以新生儿对温度非常敏感。水温过低时易受凉，过高时又易因出汗过多导致脱水。水温在新生儿练习开始时（夏天）控制在38摄氏度，另外，从新生儿智力开发的角度来讲，新生儿的促智训练，关键是除了建立亲子依恋关系，减轻不安消极情绪和制订好新生儿作息时间表外，重要的一个步骤就是刺激新生儿的感官，延长其意识清醒的时间。一旦新生儿意识清醒，安静的时间延长后，就会关心周围的环境，就会学习更多的东西。38～40摄氏度的热水浴，可通过加快皮肤的血液循环和刺激感官，延长新生儿的意识清醒时间。

对于足月的新生儿来说，体温调节中枢功能尚不完善，皮下脂肪薄，容易散热。寒冷时主要靠棕色脂肪代偿产热。另外出生后环境温度显著低于宫内温度，散热增加，如果不及时保温，新生儿易发生低体温、低血糖和代谢性酸中毒等；如果环境温度高，进水少，散热不足，也可使体表温度增高，发生脱水热。因此，适宜的环境温度（中性温度）对新生儿至关重要。所谓中性温度就是机体代谢、氧及能量消耗最低并能维持正常体温的环境温度。足月儿包被内的中性温度为24摄氏度，出生后2天内的新生儿裸体的中性温度为35摄氏度，以后逐渐降低。

对于早产儿来说，其体温调节中枢功能更不完善。如果环境温度低，更易发生低体温问题。早产儿因汗腺发育差，如果环境温度高，体温也易升高。极低出生体重儿（出生体重小于1.5千克），生后1个月内其中性温度为32～34摄氏度，出生低体重儿或早产儿，其出生体重越低或月龄越小，则中性温度越高。

一般来说，将新生儿游泳的水温定在38～40摄氏度较为适宜。

2.新生儿游泳用水的水质要求

新生儿游泳用水一般采用自来水，所以，可按照饮用水质标准来检测水质的各项指标。

3.新生儿游泳的水深要求

新生儿最初游泳训练中，泳池的水深应该为30～40厘米，游泳池内的水位应达到游泳池2/3以上。根据中国新生儿出生平均身长为50厘米以上，参照这两个指标，可将游泳缸的高度定为56厘米。

三、什么样的新生儿适合游泳训练

1.健康的新生儿都适合游泳训练

所有身体健康的新生儿都可以进行游泳训练。对于健康的新生儿来说，游泳能够起到保健、智力开发的作用。对于身体有偏些差的新生儿来说则可以起到特别的治疗效果，例如：维生素D缺乏性佝偻病、轻度缺铁性贫血、阶段性营养不良，肌无力综合征、缺血缺氧性脑病损伤、恢复期的康复治疗等。不过，身体有某些偏差的新生儿在健康状态下想要进行游泳，必须征得专家、医师的同意。疾病恢复期的新生儿进行游泳锻炼，要严格遵守儿科医师根据患儿个体病情制订的个性化康复计划。同时对此类新生儿要进行呼吸系统、心血管系统、中枢神经及植物神经系统的监控，要根据病情调整水温、游泳的持续时间和训练内容。

以下状况的新生儿适合进行游泳训练。

（1）足月正常分娩的新生儿、剖腹产新生儿无窒息史。

（2）早产儿、低体重儿的体重大于2千克，孕周大于34周无并发症者。

（3）缺血缺氧性脑病及各种原因引起的脑损伤，经治疗病情稳定后的康复训练者。

（4）佝偻病及新生儿疾病的后期康复治疗者。

（5）新生儿营养性疾病（轻度缺铁性贫血、阶段性营养不良）者等。

2.哪些新生儿不宜进行游泳训练

（1）脐部感染的新生儿。

（2）有宫外窒息史，评分≤8分，NBNA❶≤36分的新生儿。

（3）体弱儿，体重小于2千克、胎龄小于34周的早产儿。

（4）先天性畸形的患儿。

（5）心肺功能不良的患儿。

（6）正在患其他严重疾病，新生儿患合并症，正在治疗者。

（7）患有癫痫病的婴儿。

🔲 四、什么状态下新生儿可以进行游泳训练

新生儿最初的注意力只能持续4～10秒左右。新生儿一天之中大部分时间处于睡眠状态，每天须睡足18～20个小时。所以，了解什么状态是新生儿最佳游泳训练状态是十分重要的。新生儿最佳游泳时间是其处于安静觉醒状态的时候，处于这种状态的新生儿不想睡，非常清醒，一般显得非常安静，眼睛睁得很大，反应很机敏。当你呼唤新生儿的名字时，请注意新生儿是否有如下反应，这些反应是新生儿处于最佳训练状态的表现。

（1）指尖是否朝你的方向伸展。

（2）脸部是否朝向你说话的方向。

（3）是否为了看你而睁大眼睛。

如果呼唤新生儿的名字，新生儿将眼睛转向你，指尖向上晃动，伸展指尖，这表明新生儿处于轻松状态，而且表明他对你非常注意。大部分的新生儿在吃奶前20～35分钟内都非常安静。所以，新生儿游泳时间最好选择在吃奶前35分钟，游泳7～10分钟，但须在进食前15～20分钟停止训练。

另外，要注意新生儿的皮肤颜色的变化。如果仅仅改变一下新生儿的位置，新生儿身体就显示出粉红色或蓝色，这是因为新生儿控制心跳和呼吸的植物神经还不能很好地适应新环境，即使一点刺激，都可能变为对新生儿的过度刺激。如果把你的手放在新生儿腹部或大腿上，接触到的皮肤部分改变颜色，新生儿的表情不自然或手脚开始乱动，这同样表示他不能接受更大的刺激，这些情况往往出现在新生儿活动觉醒状态。还要判断新生儿对刺激是否厌恶或感到不快，如果新生儿有这些不宜刺激的反应，则不适合做游泳训练。

🔲 五、新生儿游泳训练操作程序

新生儿游泳训练操作可按图10-3所示的步骤进行。

---

❶ NBNA：Neonatal Behavioral Neurological Assessment 的缩写，意为"新生儿神经行为测定"。

第一步	每次游泳前常规检查泳缸、颈圈是否有漏气现象，充气度是否合适，以确保安全
第二步	给新生儿脱衣服。新生儿躯体裸露后，脐部常规粘腹贴，并做好游泳前的准备(按摩)
第三步	将颈圈套在新生儿的脖子上，仔细检查新生儿的双耳和下颏是否露于颈圈上，纽带是否已扣紧
第四步	用水温表测量水温，夏季水温调至38~39摄氏度；冬季调至39~40摄氏度
第五步	将新生儿放入泳缸内，让新生儿自行游动10分钟左右，注意观察其面色及全身皮肤颜色的变化，严格进行一(月嫂)对一(新生儿)全程监护
第六步	新生儿游泳完毕即用浴巾将其全身擦干，注意头面部尤其眼、耳、鼻等处的护理，脐部进行常规络合碘、乙醇消毒

图10-3　新生儿游泳训练的操作步骤

六、新生儿游泳训练问题处理

1.新生儿家庭开展游泳训练的注意事项

有些家庭想在家中对新生儿进行游泳训练。对此，月嫂应做好以下事项。

（1）建议新生儿父母或其他看护人参加由正规医院组织的培训班，掌握一些新生儿游泳的基本技巧，了解新生儿、婴儿游泳万一发生的意外情况及其处理方法。

（2）建议该家庭购买专为新生儿、婴儿游泳设计的柔软PVC材质的浴缸。因为普通浴缸容积太大，不易控制水温；普通浴缸高度不够，水不能达到所需的深度；普通浴缸一般由硬质的陶瓷或玻璃钢制成，容易伤害新生儿的皮肤。

（3）训练过程中一定要控制浴室的温度和水温。

（4）注意保持浴具的干净并严格消毒。

2.怎样确定新生儿游泳训练的持续时间

新生儿游泳训练时间的长短取决于其每次游泳时的状态、本身具备的体力素质以及月龄大小三个因素。不要强行延长游泳训练时间，一般而言，新生儿、小婴儿在游泳训练的初期最好只持续7分钟左右，以后每次增加10～15秒，逐渐增加到10分钟。一旦新生儿出现疲劳，如过度兴奋或者打盹、哭闹，要立即停止训练，尽快将新生儿抱出浴缸。

3.新生儿游泳时在水中哭闹怎么办

刚出生的新生儿十分愿意游泳，在水中，新生儿或用力蹬水，或安静地休息。在下水前，套婴儿训练专用游泳圈时，有些会哭闹，一旦下水，正在啼哭的新生儿绝大部分在5秒内就能停止哭闹。如果让新生儿听音乐，做些入水前的准备活动，一般不啼哭，即使啼哭，下水后也能立即停止。在游泳训练初期阶段新生儿的哭闹，主要是因为对陌生的水温、水波刺激以及在水中的四肢运动感和在水中失重的感觉不适所致。只要让新生儿进行正式练习前有一个熟悉水温、水中感觉的准备期，让新生儿在水中，逐渐记忆起子宫内的羊水环境，适应水中感觉后，新生儿脸上就会露出安宁、陶醉的表情。也可以尝试用橡皮奶嘴或水中漂浮的充气小玩具之类的东西吸引新生儿的注意力。

如果已经做好了以上应注意的事项，新生儿仍然哭闹，则应立即将其抱出水面，进行语言和动作安抚，其次要寻找新生儿啼哭的原因。一般而言，新生儿在游泳时啼哭可能原因如图10-4所示。

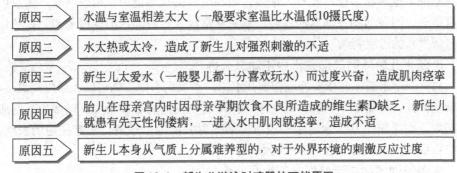

原因一	水温与室温相差太大（一般要求室温比水温低10摄氏度）
原因二	水太热或太冷，造成了新生儿对强烈刺激的不适
原因三	新生儿太爱水（一般婴儿都十分喜欢玩水）而过度兴奋，造成肌肉痉挛
原因四	胎儿在母亲宫内时因母亲孕期饮食不良所造成的维生素D缺乏，新生儿就患有先天性佝偻病，一进入水中肌肉就痉挛，造成不适
原因五	新生儿本身从气质上分属难养型的，对于外界环境的刺激反应过度

图10-4　新生儿游泳时啼哭的可能原因

4.怎样调动新生儿游泳时愉悦的情绪

新生儿游泳水疗室的整体策划应根据新生儿发展心理学的理论，进行整体环境的美化和色彩的设计。如果家长想让新生儿在自家的浴缸内进行游泳训练，一定要注意整体环境的美化。墙面可粉刷柔和而鲜艳的色彩；挂上阅读识字卡、精选的图画；可播放精选的古典音乐；在浴缸内可放上3～4个带音响的漂亮玩具，玩具的数量可依照浴缸的大小而定。训练中再加上一些亲子互动游戏，这些都可以调动新生儿愉悦的情绪，对促进新生儿心理发育十分有益。

5.新生儿游泳的水里如何加入天然药物

许多资料显示：在新生儿游泳的温水中加入一些合适的天然药用植物，具有很好的保健或治疗疾病的作用，但要注意的有以下几点。

（1）加入什么样的天然药用植物，须在专业医师的指导下操作。

（2）药浴需要的药液量一般为内服药量的两倍。

虽然药浴疗法较内服安全可靠，毒副作用小，但由于新生儿的皮肤娇嫩，肝、肾功能不成熟，对于有毒性或对皮肤刺激大的中草药要慎用。另外，一旦遇到新生儿皮肤对药物过敏的情况时，要立即停药，过敏严重者，要进行抗过敏处理。

6.怎样安排新生儿游泳前的按摩和游泳操

在新生儿游泳前进行轻柔的按摩以及做训练手脚"仰泳"和"爬泳"等动作

的专门游泳操，除了可调节新生儿的情绪，使新生儿形成条件反射的肢体动作，做好预备下水的心理准备外，但对于体质弱或疾病恢复期的新生儿要遵循控制运动量的原则，按摩、游泳操和游泳训练不要集中进行，可在做操后休息1～2小时，再训练游泳，等到身体强健后，按摩、体操、游泳方可连续进行。

7.冬季和初春能否继续让新生儿进行游泳训练

在全国统一标准的新生儿游泳室里，室温控制在恒温28摄氏度左右，水温要求在38～40摄氏度，游泳基本不受寒冷的影响，家长无须担心因游泳而导致新生儿受寒感冒。冬季、初春出生的新生儿，由于厚实的裹包使其肢体活动更加少，从新生儿智力开发的角度看，冬季、初春出生的新生儿更需要通过游泳锻炼四肢，促进脑部中枢神经系统的发育，增强体质和肌体的抗寒能力。但要注意入水前的温度适应、四肢活动及泳后的保温，避免穿堂风或短时间内的忽冷忽热，以免造成对新生儿的过度刺激。

8.新生儿游泳时静仰在水中不动怎么办

如果刚下水新生儿就安静地仰躺在水中，不哭也不闹，则可以和新生儿说话，鼓励新生儿开始游泳，同时，可在水中按摩新生儿的脚心和手心，刺激使其四肢动起来。如果新生儿下水游了一段时间后变得安静地仰躺着，那是疲倦的表现，要将新生儿抱出水面，结束游泳训练。

9.游泳训练结束后怎样给新生儿补水

新生儿游泳结束后应喂一些糖盐水，具体为每千克体重2毫升5%的葡萄糖生理盐水，或在50毫升开水里放半勺糖制成糖水。

10.入水游泳的新生婴儿皮肤变得很潮红怎么办

新生儿游泳的水温是38～40摄氏度，属水疗中的温水浴。温水浴对皮肤器官的作用就是使血管扩张。皮肤毛细血管充盈，血液由内脏输至体表，导致皮肤潮红，这是一种正常温水浴反应，不必担心。

七、新生儿游泳安全措施

1.新生儿游泳的注意事项

新生儿在进行游泳活动时，月嫂一不小心就有可能发生安全事故，因而月嫂千万不可大意，同时要注意以下几点，以免新生儿发生安全意外。

（1）防止新生儿过度兴奋。要防止新生儿入水过度兴奋而出现植物神经性反应，如皮肤发青、发紫，起鸡皮疙瘩，甚至发生短暂性的休克。如果出现这种情况应立即停止刺激并中止游泳，将新生儿抱出水面，平放，保温，注意观察。观察呼吸、脉搏及皮肤颜色。一般不须特殊处理，严重时月嫂在医生的指导下鼻饲给氧和对症治疗。

（2）预防新生儿脐部发炎。新生儿的脐带残留部分是一个创面，易积水污、不易干燥，利于细菌繁殖而发生脐炎，表现为脐部流水或脓性分泌物，脐周红肿，严重的可伴发热，精神弱，吃奶差。预防和处理：游泳前用医用胶贴将脐带残端遮盖，防止脐带残端积水，游泳后弃去。

游泳训练完后，最重要的是保持新生儿脐部清洁干燥，将脐带残端暴露在空气中，用75%的乙醇擦净残端，续擦2%的龙胆紫或络合碘预防即可，切勿用消毒粉或将未经消毒的中草药撒在脐部。

2.新生儿呛水的防范

正确使用游泳颈圈，仔细检查是否将新生儿的双耳和下颏脱出水面，颈圈的扣带是否已扣紧，防止在水中新生儿用力时，扣带松开，新生儿坠入水中呛水。如果出现新生儿游泳颈圈的扣带松开，要尽快将新生儿抱出水面，使新生儿处脚高头低位，并同时轻拍其背部，尽量让新生儿口中或双耳中的积水排出，并擦干新生儿的身体。

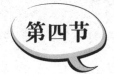

第四节 新生儿五官的训练

听觉、视觉、味觉、嗅觉、触觉，是人类感知外部世界的五个通道。充分刺激新生儿的感觉器官，能够促使大脑的各部分积极活动。所以首先要训练新生儿的五官。

一、新生儿的视觉训练

研究表明，新生儿出生后，就能注视或跟踪移动的物体或光点，新生儿喜欢看轮廓鲜明和深浅颜色对比强烈的图形，喜欢看红色的物品，更喜欢看人的笑脸，看的最佳距离是20厘米。可按如下方法对新生儿进行视觉训练。

（1）让新生儿看移动玩具。用一个鲜艳的玩具或者用一个红色的小球，距离新生儿眼睛约20厘米处慢慢移动，先引起他的注意，再将物品移向一侧，接着移向另一侧。

（2）让新生儿看摆动玩具。在新生儿床头上方轮换吊挂布娃娃、铃铛、彩色球等，使之来回摆动，吸引新生儿看和听的兴趣。

二、新生儿的听觉训练

研究还表明，婴儿在胎儿期就有了听的能力，出生以后就有了声音的定向力，喜欢听人的声音，喜欢听柔和的声音，更喜欢听母亲的声音和舒缓的音乐，出生后2周内能记住自己母亲的声音和脸的形象。可按如图10-5所示的方法对新生儿进行听觉训练。

方法一	和新生儿笑脸说话
	和新生儿面对面笑着说话，当他注意了成人的笑脸后，慢慢移动头的位置，吸引新生儿的视线追随大人头脸移动的方向
方法二	呼唤新生儿的名字
	分别在新生儿头的两侧，轻轻呼唤他的名字，使新生儿听到大人的声音后出现注意的神情或侧过头来
方法三	让新生儿听柔和的声音
	将波浪鼓玩具分别在新生儿耳边（距离10厘米左右）摇出柔和的声音，让他注意声响

图10-5 听觉训练的方法

三、新生儿的触觉训练

新生儿的触觉器官最大，全身皮肤都有灵敏的触觉能力，有舒适、冷热、疼痛等各种感觉；最喜欢母亲的怀抱，也喜欢接触质地柔软的物品。新生儿的触觉是他探索认识外界的重要途径，月嫂要充分利用这一特性，应用各种方法刺激新生儿的触觉，以促进其心智的发展。可按如下方法对新生儿进行触觉训练。

1. 让新生儿主动找奶水

建议产妇哺乳时时可以将奶头在新生儿口边晃动，让他主动寻找奶水，以锻炼新生儿主动探求事物的能力。

2. 抚摸新生儿的头和四肢

叮嘱产妇喂完奶或醒来时，要经常抚摸新生儿的头、四肢及身体其他部位。

3. 勾拉新生儿的手指

让新生儿的手握住大人的食指，大人用手指勾拉新生儿的手掌，以训练新生儿手掌的抓握能力。

4. 活动新生儿的手掌

经常按摩新生儿的四指、手掌和手背，用力勾拉四指，让新生儿手掌充分活动。

四、新生儿的嗅觉训练

自然界和社会上的气味是很丰富的，厨房烹调各种菜肴的气味都不一样，虾有虾味，肉有肉味，青菜有青菜味，葱有葱味，都要让新生儿去闻。香料味也是各种各样的，香水和护肤品的香味都不一样。总之，要常常让新生儿嗅一嗅各种各样的、无害的气味，以促进新生儿嗅觉的发展。

五、新生儿味觉的训练

虽然新生儿只能吃奶，但是不论酸、甜、苦、辣、咸和各种怪味都应当让他尝尝，月嫂可以用筷子蘸点各种菜汤给他尝尝，如辣椒汤、苦瓜汤、各种蔬菜汁等，这样，他的味觉就会丰富而灵敏，将来食欲强，不挑食，不偏食，还能积累许多有益的经验，对促进新生儿认知的发展也是极有好处的。

新生儿智力开发为新生儿以后的智力发育奠定了一个重要的基础，月嫂一定要耐心细致地辅助雇主促进新生儿智力开发。

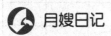 月嫂日记

宝宝爱上了游泳

学游泳可以开发新生儿的智力，并促进其身体平衡能力发育。我护理过一个发育健康的新生男婴，他的父母觉得他太过安静，问我该怎么做才能多动动，我想宝宝天生就会游泳，让他学游泳应该会促使他多动动，并且还有利于宝宝的智力开发，我当即决定让宝宝学游泳。

首先我让宝宝的父母准备了他学游泳的泳缸，以及新生儿颈圈。我把宝宝的游泳后需要的浴巾和干净衣服还有盐糖水先准备好，然后再保证泳缸严格消毒后保持水温在38～40摄氏度，并且检查颈圈是否漏气，下水前我在宝宝的肚脐上贴了医用胶贴将脐带残端遮盖，以免脐带进水。

我抱着宝宝下水了，刚开始他有点紧张，在水里一动不动的，手一直紧紧抓住我，我抓着他的手轻轻划来划去，再用水逗他玩，他觉得有趣开始放松了，我才开始抓住他的手臂模仿游泳姿势划着，渐渐地他便开始适应了，手可以自己乱划了。我让他在水里待了10分钟就抱他出水了。

出水后给他擦干净水穿好衣服后把医用胶贴撕了，并用用75%的乙醇擦净脐带残端，续擦2%的龙胆紫或络合碘预防脐炎。做好这些后再为喂宝宝喝了大概50毫升的盐糖水。

此后带他多学几次后他就可以自己慢慢游了，奇怪的是有时候宝宝哭闹如果放他到泳缸去游泳竟然会不再哭。看来宝宝是爱上游泳了啊。

第十章　新生儿的保健以及智力开发

附录 月嫂工作日志

月嫂工作日志

日期：

时间	母乳	配方	水	大便	小便	黄疸观察	脐带观察	体温	睡眠	成长日记